訪問看護師と
ケアマネジャーのための

アドバンス・ケア・プランニング入門

―人生会議とは何か―

長尾クリニック　院長
長尾 和宏

はじめに
——なぜ、いまACPなのか

「多死社会」という言葉を知っていますか?

在宅医療の現場で長く働いているスタッフの皆さまは、年々亡くなる方が増えていることを、まさに肌で感じているかと思います。しかし、病院で研修している医師たちは、この言葉を知りません。

「どんな字を書くんですか?」と聞く医師や、看取りの現場に立ち会ったあとに「こんなことして警察に捕まらないのですか?」と聞く医師もいます。もちろん「平穏死」も「看取りの法律」も知りません。


医学部や大病院では「死」について学ぶ機会がないのです。

何故か?

それは「死」について教えるスタッフがいないからです。それは「死」を敗北としてだけ捉えてきた医学の帰結なのです。

現在、年間120～130万人の死亡者は、2040年には170万人近くまで増えることは確実です。いわゆる団塊の世代が2025年に全員、後期高齢者になり、やがて死に絶えるピークが2040年前後なのです。

当たり前ですが、本人にとっても家族にとっても「死」は大変なこと、最も大切なことです。しかし、大病院の医者は病気を「治す」ことには熱心でも、「後悔のない満足できる最期」に向かって本人や家族を上手に導くことは得意ではありません。

まして「支える医療」や「その人らしさを尊重したケア」などといわれても、具体的にどうすればいいのか自信がありません。

それは大病院だけでなく、在宅現場でも同様です。どうしても「医学の力で治したい」という想いが前面に出るのが医者の性ともいえます。

折しも、人生の最終章の医療をどう提供するかが、医療・介護界の大きなテーマになってきました。この10年間、厚労省や日本医師会やいくつかの医学会が終末期ガイドラインを出してきました。

しかし、まだ周知が充分ではありません。

あくまで倫理指針であり、現場で使いこなすためには、もう少し具体的な方法論が必要だという意見もあります。

そこで重要な方法論の一つが、**アドバンス・ケア・プラニング（ACP）**[*]という概念です。広島県では**「こころづもり」**と訳していますが、2018年秋、国は**「人生会議」**というニックネームに決めました。政府は今後、おそらく多死社会のピークまで、ACP（人生会議）をメインにして乗りきるという決意をしたのです。

前述したように医者にとってACPは、あまり得意でない分野です。

では、どうすればいいのか？

私は、ACPは患者さんに最も近い立場にいる訪問看護師やケアマネが担うほうが上手くいくのではないか、といつも思っています。家族の本音を吸い上げることにおいては、医者よりずっと得意だからです。医者がキャッチした情報と、訪問看護師やケアマネがキャッチした情報とでは、天と地くらい違うことを時々経験します。

私は、在宅で1200人以上の方をお看取りしましたが、振り返ってみれ

＊ACP
Advance Care Planning

ば訪問看護師やケアマネの皆さんは、ごく自然にACPと同じようなことを実践していたのです。

「ACPって難しそう」「それは医者がやるもんでしょう」という先入観を持っている人は少なくないかもしれません。また、直近の調査では、ACPを知っている医師はわずか2割ですから、訪問看護師やケアマネにACPという概念はさほど普及していないでしょう。

だとするならば今こそ、訪問看護師やケアマネが主導したほうが上手くいくACPについて伝えたい、という想いで本書を書くことにしました。**訪問看護師やケアマネ向けのACP本としては、本邦初です。**どうか気軽に手にとって、明日から実践してみてください。明日から現場で活かしてください。

「これは使えるぞ！」という声を聞くことを楽しみにしていますが、忌憚ないご批判やご意見も賜れば幸いです。

2020年4月

長尾　和宏

CONTENTS

基礎編

事例編

展開編

Chapter 2 非がん疾患のACP

Chapter 1 ACPがうまくいかないとき

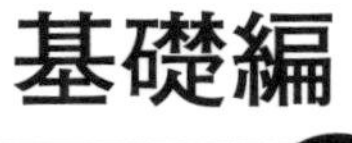

基礎編

Chapter 1

アドバンス・ケア・プランニング（ACP）の〝はてな?〟

高齢・多死社会を目前に「最期まで、その人らしく生きる」ことを支える医療とケアのあり方が問われています。その中で注目されているのが、アドバンス・ケア・プランニング（ＡＣＰ）という方法です。

ACPって、なんだろう

◇「もしものとき」についての話し合い

ＡＣＰは、「長患いや老化による衰えで回復が難しくなったときにそなえ、これからの治療と療養生活について、あらかじめ話し合うプロセス」と定義されます。簡単にいうと、クライエント（患者さん）と「もしものときの話し合いをする」ことです。

この話し合いでは、クライエントの病気が悪くなったり、身体の衰えが進んだりしたときに、クライエント自身が大切にしていること、価値観や死生観などをオープンにしてもらい、家族や介護者とともに、前もってどんな治療を受けたいか、受けたくないか、また、どこで暮らしたいかということを共有するという目的があります。

ＡＣＰをくり返し行うことで、クライエントのより良い生活と大切に思っていることを最期まで守るという大切なゴールがみえてきます。

◇「もしものとき」を考えはじめるのは、いつ？

ACPは、クライエントが比較的元気で、自分の希望や意思をはっきりと言葉にできるうちに話し合いをはじめるのが理想です。ただし現実として、元気なときに「もしものとき」を自分ごととして考えたり、あらかじめ家族と話し合ったりしている人は、ほとんどいないでしょう。

「もしものとき」を現実的に考えられるようになるのは、がんと診断されたときや、心臓病や慢性閉塞性肺疾患（COPD）などの慢性的な疾患が急に悪化し、何回も入退院をくり返すようになってからです。

また、認知症、あるいは膝や腰の痛みで自立した生活が難しくなり、要介護認定を申請することも「もしものとき」を考えるきっかけになります。

したがって、最初の面談（インテーク）からかかわるケアマネジャーの役割はとても大切です。

◇ACPは、訪問看護師とケアマネを主役に

今後はケアマネジャーにも、身体機能や日常生活動作のアセスメントだけでなく、話し合いを重ねる中で、クライエントの将来に対する希望や不安、死生観に

ついての思いをすくい上げるコミュニケーション能力が求められてきます。

実際の療養生活では、訪問看護師の役割が重要です。

急性期病院や慢性期病院で行われる（かもしれない）ACPは、あくまでも病院内で完結するものでした。しかし、自宅や地域の老健施設などに戻ってからは、自分が生活してきた場所でどう生ききるか、という視点でのACPが必要になるからです。

本来、医療的な見通しをクライエントに伝え、「もしものとき」の話をするのは医者の役割ですが、**残念ながら医者の多くはコミュニケーション力が不足し、また、生活者の視点を持ち合わせていません。**やはりクライエントにとって一番身近

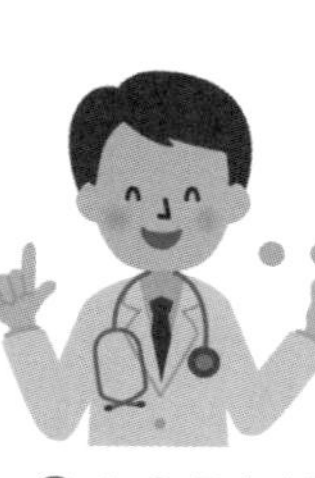

ここがポ・イ・ン・ト・！

❶ACPとは「もしものときの話し合い」をくり返すプロセス

❷ACPの実践では、利用者の価値観や死生観をすくい上げる能力が必要

❸ACPの主導者は、訪問看護師とケアマネジャー

な**専門職である訪問看護師とケアマネジャー**の力によるところが大きいのです。

ACPとLW、ADの違い

ACPに近い言葉、あるいは関係が深い言葉として「リビング・ウイル（LW／Living Will）」と「アドバンス・ディレクティブ（AD／Advance Directive）」があります。

LWは、日本語で**「生前の意思」**と訳されます。

一般社団法人・日本尊厳死協会*によると、LWは**「いのちの遺言状」**であり、「大きな病気やケガで回復の見込みがなく、そして死期が近づいているのであれば、人工呼吸器や胃ろうなどの延命措置をしないでほしい」という気持ちを文章として記しておくこと、と定義されます。

一方、ADは判断する力が低下した、または自分で意思を明らかにできなくなったときにそなえて、自分が受ける治療についての希望や差し控えたい治療

＊日本尊厳死協会
「不治かつ末期になった場合、無意味な延命措置を拒否する」「苦痛を和らげる措置は最大限に実施してほしい」などを明記した「リビング・ウイル」（終末期医療における事前指示書）を登録管理している。署名したリビング・ウイルを医師に提示すれば、多くの場合、延命治療を施されない。1976年に設立、現在の会員数は11万人を超える。

などをあらかじめ家族や知人、弁護士などの第三者（代理意思決定人／代理人）に話し、意思を書面にしておく「事前指示」をさします。

ACPは「わたしとみんなの意思表明」

　LWが「一人称／わたしの意思表明」であるのに対し、**ADは**もしものときに、自分に代わっていろいろな選択をしてくれる代理意思決定者を指定し、自分の意思をたくす**「二人称／わたしとあなたの意思表明」**です。

　また、**心肺停止後の蘇生術を求めない「DNAR／do not attempt resuscitate」も、せまい意味でのADに含まれます。**

　これに対して**ACPは**、本人の療養生活を支えるすべての人がクライエントの意思を共有する

●ACP、AD、LW、DNARの関係

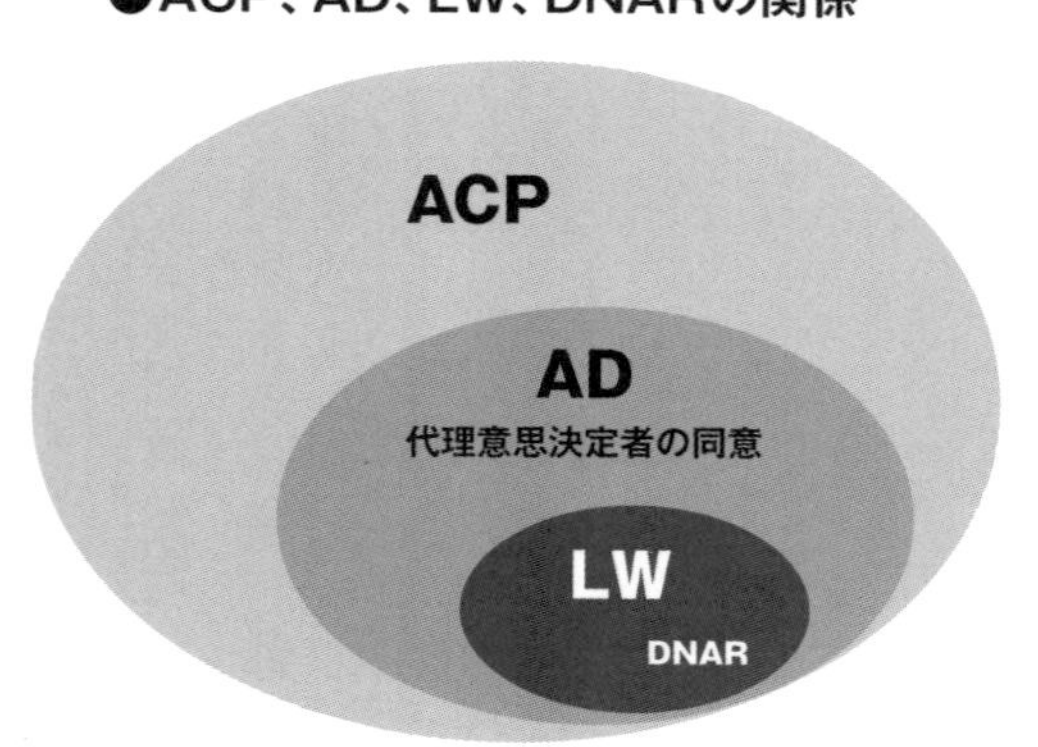

ACPは、ADやLW、DNARを包括するプロセス

「三人称／わたしとみんなの意思表明」といえるでしょう。さらにクライエントの意思に全員がよりそうために対話をくり返す中**「三人称」から、より深くクライエントの想いをくんだ「二・五人称」へと昇華すること**が大切です。

ACPは、わたしとみんなの意思決定支援

◇LWやADは、まっとうできないこともある

ACPが注目されているのは、事前にLWを作成していても、LWの存在を知らなかった家族が、LWに記された内容を拒否したり、LWやADを作成したときに想定した状況と現実に起こった「もしも」の状況がまったく違うために、代理人が意思を決められないことが多いとわかってき

ここがポ・イ・ン・ト・！

❶ リビング・ウイルは「わたしの意思表明」

❷ アドバンス・ディレクティブとDNARは「わたしとあなたの意思表明」

❸ ACPは「わたしとみんなの意思表明」

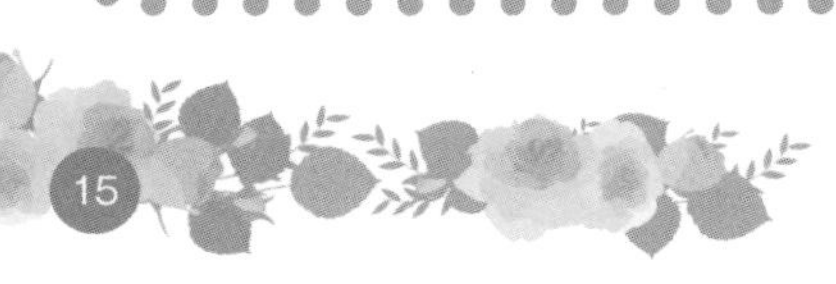

たからです。

救急医療の現場は、何より「救命」を目的としているので、こうしたケースでは本人の希望や意思にかかわらず、利益が小さく苦痛が大きい治療や蘇生処置が行われてしまいます。

逆に適切な治療によって救命できる可能性が高くても、代理意思決定者が古いADにしたがって治療を拒否する可能性もあります。いずれにしても代理意思決定者の責任は大きく、一人で背負いきれるものではありません。

◇話し合った全員で本人の意思を支える

一方、ACPには次の2つの特徴があります。

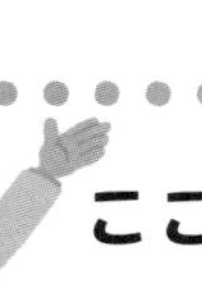

ここがポ・イ・ン・ト・!

❶ LWやADでは、本人の意思をまっとうできないケースがある

❷ ADの場合、代理意思決定者の負担が重いことがある

❸ ACPでは、話し合いに参加した全員が本人の意思表明によりそうことができる

①本人の意思を尊重し、最善の利益を関係者が全員で支える

②「もしも」の時点で、本人の最終的な意思を確認できない場合でも、長い時間をかけて話し合ってきた全員で「本人の意思を推測し、合意できる」

つまり、本人の意思を、過去のある時点で作成された「指示書」ではなく、話し合いを続ける中で家族や関係者が本人の人となりを理解し、「この人だったらこう考えるだろう」と現在進行形で合意できるのです。

また、**話し合いのプロセスを録音や録画という形で記録に残しておく**ことで、本人がずっと抱き続けてきた意思を確認できるメリットがあります。

第三者としての冷静な視点とクライエントの想いにぴったりよりそう支援者の視点という意味において、ＡＣＰは二・五人称の意思決定支援なのです。

ＡＣＰは、ときに手術なみに「侵襲的」になる

◇全員が「もしも」を考えられるわけではない

クライエントの利益を尊重するうえでＡＣＰはとても有効な方法ですが、デメリットもあります。

それは「もしものとき」の話をすることがクライエント、家族にとってつらい体験になる可能性がある点です。**下手なACPは、ときに外科手術なみに「侵襲的（心身を傷つけること）」になることもある**と覚えておいてください。

実際、入退院をくり返し、客観的に残された時間は少ないとわかっていたとしても、すべてのクライエントが一律に「もしものとき」について考えられるわけではありません。

心の準備ができていない人に「ACPをしておかなくちゃ」と、ずかずか土足で踏み込んでいくことは、常識的に考えても絶対にやってはいけないことです。医師や訪問看護師、ケアマネジャーの不用意な一言で、おだやかに過ごせるはずの療養生活が一変してしまうからです。

◇巨泉さんの晩年を壊した医師の一言

２０１６年に亡くなったタレントの大橋巨泉さんは、がんで入退院をくり返しながらも精力的に活動をされてきましたが、ある時点で「もうここらで…」と余生を楽しむために在宅医療を選択されました。

ところが、初めて自宅を訪れた在宅主治医から「どこで死にたいですか?」と思わぬ言葉をかけられ、意気消沈してしまったそうです。

その日を境に、急激に食欲が落ち、生きる気力を失っているようにみえたと言います。

(奥さまの大橋寿々子さん談、ＮＨＫクローズアップ現代／２０１７年2月16日放送)

在宅主治医は、ＮＨＫの取材に対し「症状が重いと判断したため、最期の過ごし方を確認しましたが、患者側と認識が違っていました。結果的に精神的な苦痛を取り除けなかったことをおわびします」と回答しています。

(http://www.nhk.or.jp/gendai/articles/3936/1.html)

ここがポ・イ・ン・ト！

❶ ACPは、ひとつ間違うと、本人・家族にとって「つらい体験」になる

❷ 不用意な一言は、生きる気力を失わせることがある

❸ 比較的、元気なときから、徐々にACPを実践する

大橋巨泉さんが受けた心の痛み、とり返しのつかない後悔を二度とくり返さないためには、比較的元気なときから徐々に、**クライエントの顔色をみながら**ＡＣＰを実践することが何よりも大切です。

ＡＣＰの第１段階は、家族の会話から

◇家族の日常会話がＡＣＰの入り口

ＡＣＰをはじめる理想的なタイミングは、比較的、元気なときです。まだまだ体力や気力に余裕があり「もしものとき」は遠い未来の話なので、まずは落ち着いて、「口から食べられなくなったら」「がんになったら」という話し合いからはじめると良いでしょう。

その一方で、この段階でのＡＣＰは「もしものとき」を具体的に想定できないため、実際の「もしものとき」には役に立たない可能性もあります。したがって、病気の進行や日常生活動作（ＡＤＬ）[*]の衰えがみえてきたときなどがポイントとなり、そうしたポイントごとにＡＣＰをくり返すことが大切です。

＊ ADL（Activities of Daily Living）と IADL（Instrumental Activities of Daily Living）
高齢者や障がい者の身体能力や日常生活レベルを図る指標。ADLは、日常生活を送るために最低限必要な動作（起居動作、移乗・移動、食事、更衣、排泄、入浴など）のこと。IADL（手段的日常生活動作）は、買い物、調理、洗濯、電話、薬の管理、金銭の管理、乗り物の乗り方など、ADL よりも複雑な日常生活動作のこと。

現実問題として、クライエントが元気なうちは、訪問看護師やケアマネジャーと接する機会はほとんどありません。ですから、この時期のACPは**「病気になったらどうする？」「寝たきりになったら、こうしてほしいんだ」といった家族や友人との他愛のないおしゃべりの中にあります。**

◇地域のACP文化を育てよう

高齢多死社会を迎えた日本では、こうした会話が当たり前に行われる文化をつくっていく必要があります。

一つ屋根の下に住む家族でも、あんがいお互いの価値観や死生観については知らないもので、おしゃべりをしていくうちに「お父さん、こんなこと考えていたの!?」という発見があるかもしれません。そうした発見の一つひとつが「も

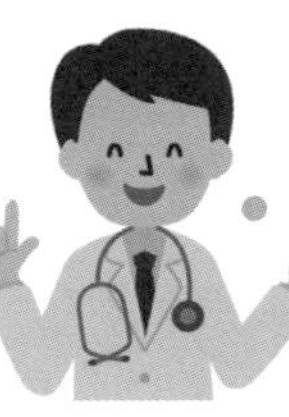

ここがポ・イ・ン・ト・！

❶ ACPの第1段階は、家族でかわすふだんの会話から

❷ 病気の進行やADLに合わせて、ACPをくり返すことが重要

❸ 訪問看護師やケアマネが率先して、ACPの文化をつくること

しものとき」の指標になります。

地域に根づいた訪問看護ステーションや介護事業者は、住民を対象とした「終活」や「看取り」についての勉強会を開催するなどして、対象となる人たちのふだんのたわいないおしゃべりを、心のこもったＡＣＰへつなげる努力をしてください。

専門職によるＡＣＰは3段階で深める

◇ＡＣＰをはじめるタイミング

比較的、元気なときに行う家族間のＡＣＰを第1段階とすれば、第2段階以降は、病気の進行度やＡＤＬから「もしものとき」を想定できる専門職の手が必要になってきます。

実際に訪問看護師とケアマネジャーがＡＣＰを実践するタイミングは、最低、3段階のプロセスが必要です。

◇ACPの第2段階――がんの診断時、介護認定時

この時期のクライエントは、自分自身の「衰え」を実感し、半ば奮起し、半ばショックを受けている状態です。

ここでのACPは、治療やリハビリテーションに専念して生活する日々を支えながら、傾聴と対話を通じてクライエントが大切にしていることや好きなこと、これまでの自分史などから、クライエントの価値観を言葉にしてもらうことが柱になります。

クライエントとの対話を通じて、尊重するべきことがみえてくるでしょう。ただし、がんの末期など、病気の種類やそのステージによっては、対話に費やせる時間が少ない場合もあります。

◇ACPの第3段階――病気の悪化、ADLが低下したとき

「もしものとき」を具体的に想定できる段階です。

医療的には、よく「余命が**1年ないし半年未満**と想定できる時期」といわれますが、これは、あくまでも目安です。病状やADLをよく観察して、適切な時期を選びましょう。

クライエントや家族は、不安と混乱の中にいるので、訪問看護師とケアマネジャーがよく連携し、楽に生活できるようケア体制や生活環境を整えることが大切

です。

また、ACPの第1段階、第2段階で**「治療の差し控え」**を決めていたとしても、状況に応じて気持ちに変化が生じることもあります。この段階では、医療的な処置が増えるたびに気持ちがゆらぐことを想定し、不用意な一言に注意をしながら、こまめに意思の確認をする必要があります。

◇認知症でも意思表明はできる

クライエントが認知症の場合は、言葉が思うように出なくなっているので、表情やボディランゲージから意思をすくいあげましょう。

認知症だから意思決定支援ができない、というのは大きな誤解です。**たとえMMSE*がゼロ点の高度認知症であっても、好悪の感情表現や快不快、容認する・しないという意思表明は確実にできます。**このときのACPは、音声や動画で記録し、すぐに家族や医療・介護チームと共有するなどの工夫が大切です。

◇ACPの第4段階――終末期、グリーフケア

口から食べることが難しくなり、延命治療に関するACPがとても重要

＊MMSE
ミニメンタルステート検査。認知症の診断に使われる質問セットのこと。
11の質問があり、30点満点のうち24点以上で正常、10点未満で高度な認知機能低下、20点未満で中等度の認知機能低下とする。

ACPのタイミング

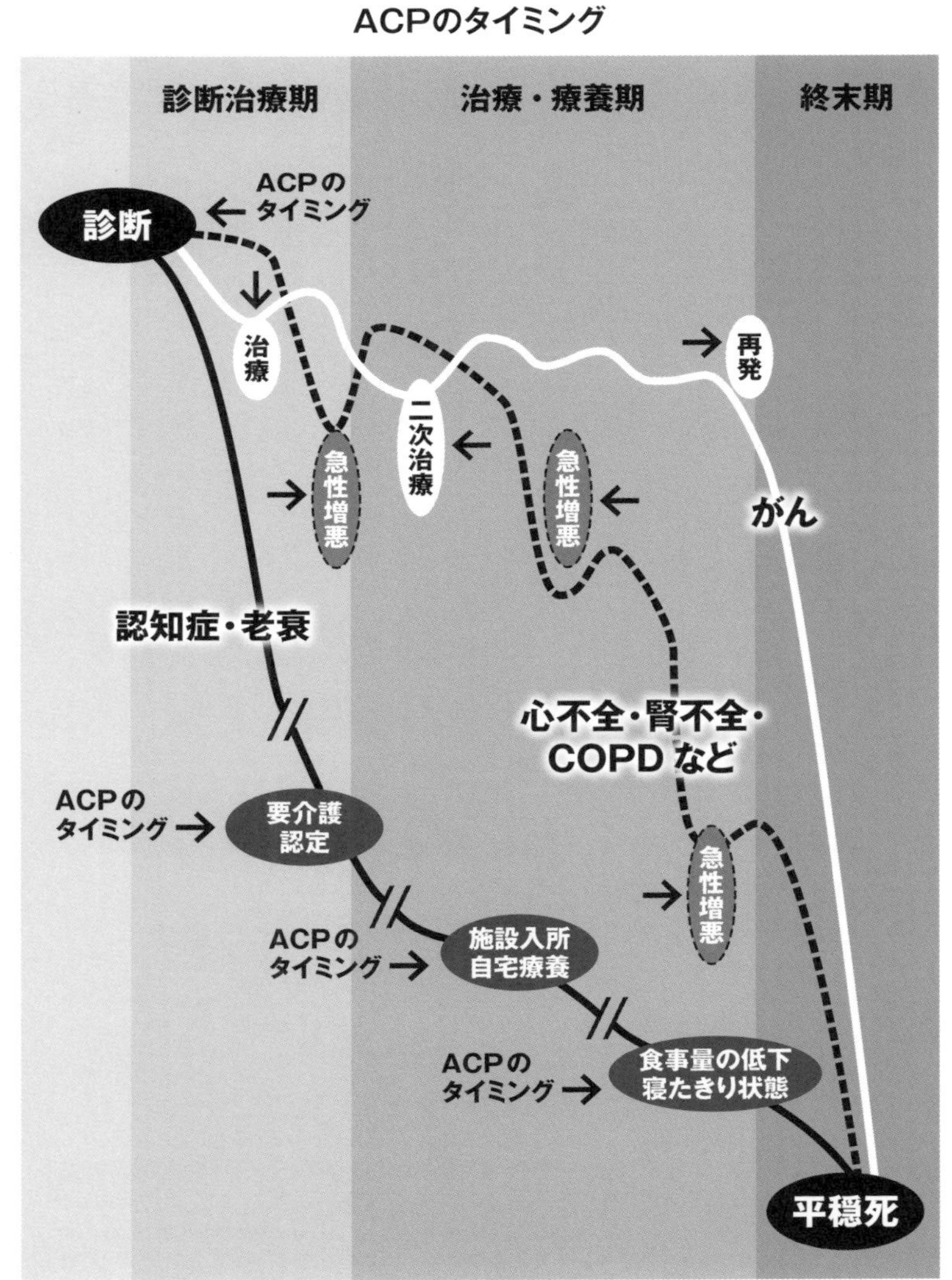

診断治療期
治療・療養期
終末期
ACPのタイミング
診断
治療
急性増悪
二次治療
急性増悪
再発
がん
認知症・老衰
心不全・腎不全・COPDなど
ACPのタイミング
要介護認定
急性増悪
ACPのタイミング
施設入所 自宅療養
ACPのタイミング
食事量の低下 寝たきり状態
平穏死

になる時期です。

家族ケアをしっかり行うことが、最終的に本人の意思を尊重する決定につながることが多く、家族の想いをきちんと表出できるかが鍵になります。

また、終末期のACPは、クライエントが亡くなったあとに、ご家族と振り返るグリーフケア*（喪の時間）を含みます。

終末期のACPについてはChapter2で詳しくみていきましょう。

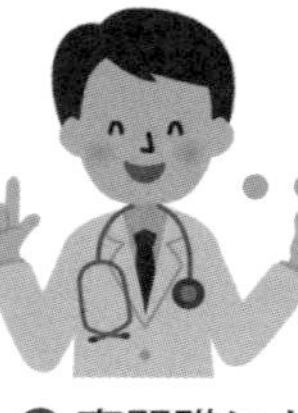

ここがポ・イ・ン・ト・!

❶ 専門職によるACPは、少なくとも3段階以上、行う

❷ 病状が悪化したら、気持ちのゆらぎをみこし、こまめにACPを行う

❸ ACPは、文書に加えて音声や動画で記録し、家族、医療・介護チームと共有する

＊グリーフケア（Grief care）
グリーフとは、身近な人との死別によって生じる深い悲しみや苦しみのこと。悲嘆に暮れる家族によりそい、立ち直って希望を持てるよう支援することをグリーフケアという。また、肉体的痛み、精神的痛み、社会的痛み、魂の痛み（スピリチュアルペイン）の4つを合わせて全人的な痛みというが、仏壇に手を合わせながら故人に心を通わせ、残された家族と対話する中で、医療者ともども痛みが癒やされていく。

家族とACP

人間は自分の命について、実に楽観的です。終末期で今夜、亡くなるかもしれないという人ですら、自分の最期はまだ何年か先だと思っていることが少なくありません。「死」を認めたくないのが本能です。しかし、老いは確実に訪れます。年を取ればどんな方でも、いろいろな症状が出てきますが、そのつど医者に行けば、病名と薬が増えるだけ。「老い」から逃げることはできません。本人もそうですが、家族も親の「老い」を受け入れることは難しいようです。

よくあるパターンは、親が自分の「老い」をちゃんと受け入れているにもかかわらず、子どもが拒否するケースです。子どもが率先して親を薬漬けにし、延命を強いるケースも少なくありません。

現在の後期高齢者を親世代とする年齢層は、50代です。平和で比較的豊かな時代を生きてきた子ども世代は、「老い」や「死」を知りません。また、彼らが成長してきた時代は、在宅死と病院死が逆転し、8割以上が病院で亡くなるようになった時代とちょうど重なります。家庭から看取りの文化が奪われた世代なのです。

「もしものとき」は、どんな人でも常に初体験ですから、そのときになって慌てないためにも事前の準備が大切です。ACPのプロセスの中で、具体的に「もしものとき」をイメージしてシミュレーションをくり返すことで、知恵ができ、覚悟が育ちます。そうすると実際に、老親の急変に直面したときに慌てることなく、軽率な判断や行動を避けられるのです。

●人生の最終段階における医療に関する意識調査●

人生の最終段階における医療・療養について これまでに考えたことがある人の割合

医療・療養について「考えたことがある」のは、医師では約 89%、看護師では約 82%、介護職員では約 80%と多かったが、一般国民は約 60%と少ない。

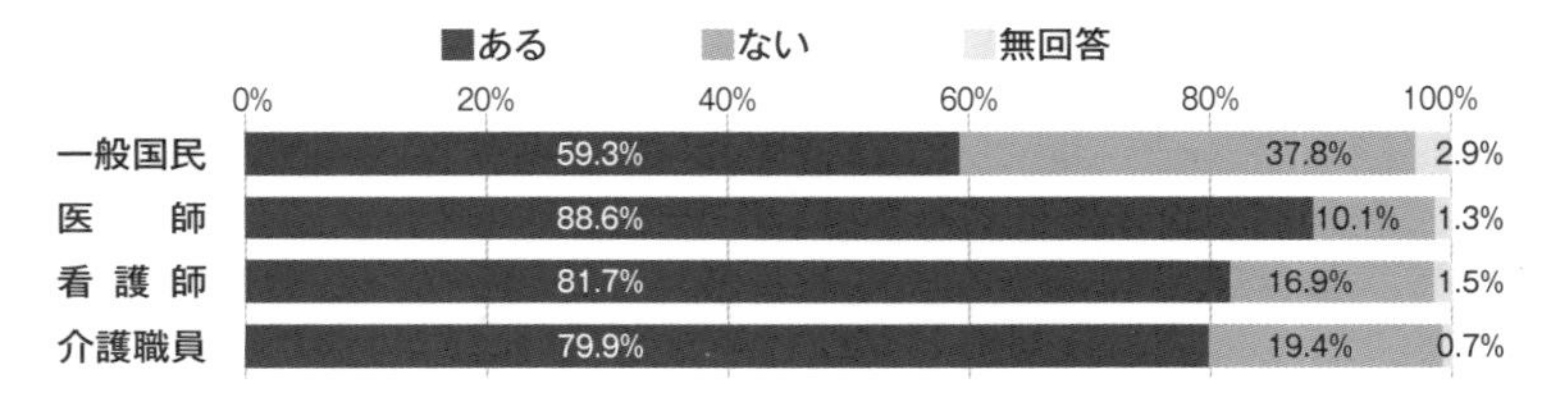

死が近い場合に受けたい医療・療養や受けたくない医療・療養について 家族や医療介護関係者と話し合ったことがある人の割合

家族や医療介護関係者と話し合っている割合は、医師では約 61%、看護師では約 52%、介護職員では約 50%だったが、一般国民は約 40%と少ない。また、いずれも話し合ってはいるものの「詳しく」は非常に少なく、「一応」が多い。

	詳しく話し合っている	一応話し合っている	話し合ったことはない	無回答
一般国民	2.7%	36.8%	55.1%	5.4%
医　師	9.2%	51.4%	35.4%	4.0%
看護師	5.7%	46.1%	45.1%	3.0%
介護職員	5.8%	44.3%	47.1%	2.8%

人生の最終段階の医療・療養について ACPを行うことに賛成する人の割合

ACPについては、医師では約 76%、看護師では約 77%、介護職員では約 80%、一般国民でも約 65%と、賛成する人の割合が多い。

	賛成である	反対である	わからない	無回答
一般国民	64.9%	2.2%	30.7%	2.3%
医　師	75.9%	1.0%	21.5%	1.6%
看護師	76.7%	0.6%	21.0%	1.7%
介護職員	80.1%	0.0%	19.6%	0.4%

厚生労働省 2018年「人生の最終段階における医療に関する意識調査 報告書」より

基礎編

Chapter 2

終末期のACP

ＡＣＰは比較的、元気なときからはじまります。しかし、クライエントが「もしものとき」を意識するのは、余命１年未満の頃からでしょう。がんの終末期は、さらに短期間です。終末期は、死の受容を支え、最期まで笑顔で生ききるためのアプローチが求められます。

終末期のケアプランとACP

◇ADLの維持から「笑顔」に切り替え

終末期の経過は、病気の種類によってかなり異なります。

訪問看護師や在宅主治医からの情報を踏まえて、それまでのケアプランを見直し、ケアプランの目標をADLの維持から「おだやかに過ごす」「笑顔をとりもどす」という目標へと切り替える必要が出てきます。

◇終末期のケアプラン

認知症や老衰のように、しだいに身体機能が衰える病気の場合は、生活環境を整える時間の余裕があります。

一方、**がんの終末期は予想以上の短い間に、急に病状が悪化します。**

インテーク*時点でADLが自立しているようにみえていても、急激な変化にそなえて要介護2程度を想定しておくべきです。

＊インテーク
医療施設や保健所、相談機関、福祉事務所などの相談機関を訪れたクライエントに対して、どのような相談内容なのか、その背景にある問題は何か、何を提供すれば良いのかを見極めるために行う最初の面接。

がんの終末期

末期がんのクライエントから相談を受けたときに慌てずに済むよう、自分なりの「がん患者さんパック」を用意しておきましょう。

この「患者さんパック」とは、今後起こりうる状況を想定した書類で、次のようなものです。

①医療保険

訪問診療（診察・疼痛管理）、訪問看護（全身状態の把握、点滴、服薬、疼痛管理、整容、家族支援、緊急時対応）など

②介護保険

訪問介護（食事・服薬介助、排泄介助、モーニング・イブニングケア）、福祉用具（特殊寝台・付属品、床ずれ防止用マット）、訪問入浴、オムツサービスなど

また、場合によっては自己負担が発生する可能性をクライエントと家族に説明したうえで、暫定ケアプランで切り抜けるなど柔軟な対応が必要です。経験が不足しているスタッフに対しては、がん性疼痛が出現したときや急変時の対応をシ

ミュレーションし、慌てて救急車を呼ばないよう周知を徹底しましょう。

非がん疾患の終末期

非がん疾患の場合は、すでに介護保険の利用があるケースも多いと思います。その場合は、次のように長丁場にそなえたケアプランの見直しが必要です。

①家族の介護力、経済力、看取り意向を再度、聞きとる
②訪問看護ステーションとの連携
③通所介護サービスやレスパイトケアの利用など

また、終末期の医療は、24時間365日対応が前提です。それまで利用していた訪問看護ステーションを引き続き利用する場合は、24時間の緊急時訪問看護加算を算定しているかどうか、確認しておきましょう。それまでのケアプランが「ＡＤＬの維持・改善」を目標としていたのに対し、非がん疾患の終末期は、苦痛をできるだけ減らし**「笑顔をとりもどす」**ためのケアへと、プランを切り替える必要があります。

たとえば、医療チームと協力して「入浴サービス」を行ったとき、「あぁ気持

ちがいい」「人間にもどった気分」と感謝されたケアマネジャーは少なくないでしょう。終末期だからこそクライエントの「○○がしたい」という希望を聞きとり、それをかなえるプランを立てて実行する馬力が求められます。

終末期のACPは、ACPの第4段階

終末期は、ACPの第4段階です。本人の意向を柱に、今後の経過予測から想定できる医療的な処置や治療、ケアの選択、療養場所の確認、DNARに関する意思などを本人、家族、医療・介護チームで共有していきます。

がんの終末期

がんの終末期の変化は急激で、短期間で坂道を転がるように状態が悪化するため、終末期のACPに費やせる時間は限られています。

また、医療依存度が高いので、終末期がんのACPは、在宅主治医や訪問看護師を中心に実施するのが現実的です。

がん性疼痛の緩和ケアで使用する医療用麻薬（オピオイド）に対する嫌悪感を

解消したり、口から食べられなくなったらどうするか、などは訪問看護師が説明とACPを行いましょう。

このときは「痛みで眠れないので、ぐっすり眠りたい」「もう一度○○に行きたい」といった希望やニーズに対して、オピオイドの使用などの解決策があること、一歩先の見通しを伝えることがポイントです。

ケアマネジャーは、できる限り同席し、**励ますように相づちを打つなど、クライエントと家族が自分の気持ちや望みを言葉に出しやすい「場」づくりに専念**してください。

非がん疾患の終末期

終末期がはっきりしているがんとは違い、非がん疾患は「ここからが終末期」という

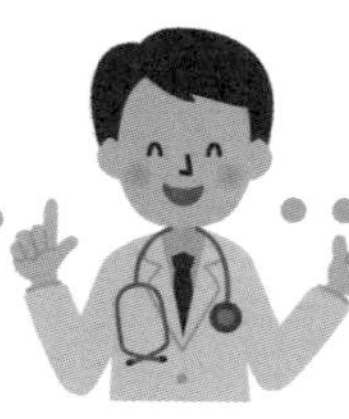

ここがポ・イ・ン・ト・!

❶ がんの終末期は短期間なので、訪問看護師によるACPが現実的

❷ 非がん疾患の終末期は、緩和ケアの目標を「笑顔」に切り替える

❸「みなし末期」で医療を安易に差し控えることがないよう、しっかり協議する

明らかなラインはありません。「みなし末期」による医療の安易な差し控えが起こらないよう、在宅主治医、訪問看護師、そしてケアマネジャーの三者がしっかり協議する必要があります。

終末期は心身状態が不安定で、本人や家族の気持ちもゆらぎやすいものです。「一度、決まったことだから」と面倒がらずに、何度でもくり返しACPを行いましょう。

また、本人が経管栄養や人工呼吸器の挿入を拒否する一方、家族が納得できず意思統一のゆらぎが生じることもよくあります。

本人と家族から表出された意思は、そのつど医療チームと介護チームの双方で共有し、全員の対話を通じてクライエントの意思を尊重した着地点をさがすことがACPです。

エンドオブライフ・ケアとACP

◇積極的な治療から緩和ケアへ

近年、終末期ケアの見直しが進み、終末期に必要とされる緩和ケアや社会的支援を含む包括的なケアを指して「エンドオブライフ・ケア（EOLケア）[*]」と呼ぶようになりました。

緩和ケアというと「がんの痛み」をとることだけが頭に浮かびますが、慢性心不全や腎不全、COPD（慢性閉塞性肺疾患）の末期、認知症の末期など、さまざまな終末期に生じる**「痛み」「呼吸困難」「だるい」「むくんでしんどい」**といった身体症状のほか、人生の終焉と向き合う不安、怒り、むなしさなど、それぞれの形であらわれる全人的な苦痛をやわらげることもEOLケアの対象です。

積極的な治療からEOLケアへ「ギア・チェンジ」するタイミングや、その判断は難しく、クライエントと家族にとって最も近い医療職である訪問看護師は、その意思決定を支え、ともに結果によりそう役割が期待されます。

◇EOLケアとACP

人生の終焉という経験したことのない状況に直面し、不安のまっただ中にいるクライエントと家族にとって、次々に選択と意思決定を迫られる状況は、非常につらいものです。

このとき、圧倒的に情報量が多い医師や訪問看護師の言葉に引きずられてしま

＊一般社団法人エンドオブライフ・ケア協会
2015年4月、在宅医療やホスピスに関わる医師や医療関係者の賛同者149名とともに設立された。超高齢少子多死時代に、すべての人が人生の最期まで穏やかに暮らせる持続可能な社会の実現をめざし、エンドオブライフ・ケア援助者養成基礎講座などを実施している。

う心理になることを想像してほしいと思います。

もしかすると、医療職にとってもテキパキと「段取り」を組めるほうが楽かもしれません。しかし、限られた日々をより良い状態で、自分らしく過ごすにはどうすればいいのかという質問に対する回答は、クライエント本人にしか決めることはできません。

医療者は、意思決定の材料になる病状の推移や治療の中身に関する情報を、一方的に「インフォメーション」するのではなく、相互の対話、つまりＡＣＰを通じてクライエントと家族の

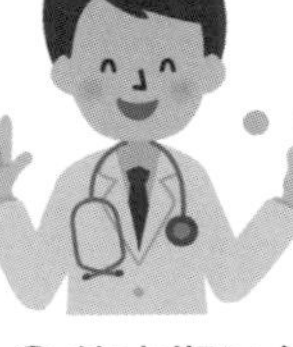

ここがポ・イ・ン・ト・！

❶ 終末期に必要とされる全人的なケアをエンドオブライフ・ケア（EOL ケア）と呼ぶ

❷ EOL ケアでは、訪問看護師の役割が重要

❸ ACPは、最善の EOL ケアを提供するテクニックの一つ

判断を妨げていた不安を取り払い、「自発的に」意思表明ができるよう支えることが求められます。

ACPは、クライエント自身にとって、より良いEOLケアを提供するためのテクニックの一つでもあるのです。

気持ちのゆらぎを受けとめる

終末期は、身体の変調に気持ちが追いつかないことが、よく起こります。

事前に「治療の可否」を決定していたとしても、いざというときに決意がゆらぐこともあるでしょう。まずは事前に合意していた「こうしたい（したくない）」という解決方法に対して、クライエントや家族の「今」の気持ちがきちんとついてきているかどうか、確認することが大切です。

頭ではわかっていても気持ちがついてこないと、納得できないのが人間です。事前に決まっていることも再度確認し、気持ちのゆらぎがあるときは、何度で

も**「対話をくり返す」**ことを心がけてください。
ある訪問看護ステーションの事例を参考にしてみましょう。

事例1 Aさん（65歳）、男性。膵臓がん末期

抗がん剤治療を終え、自宅療養中。これ以上の積極的治療はせず、緩和ケアを希望している。独身の長女が近所に住んでおり、時折泊まっていく。娘に迷惑はかけたくないので、自分のことができなくなったら入院すると決めている。訪問診療、訪問看護を利用中。入院先は、在宅主治医の病院を予定している。

■基本情報■

●家族構成

40代で妻と離別し、当時高校生だった娘さんと二人暮らしを始める。大手企業につとめる自慢の娘で、父子の絆は強い。父親には多感な年頃に離婚したことで、娘に対して後ろめたさがある。

●本人・家族の意向

本人／娘に迷惑はかけたくないので、自分のことができなくなったら入院する。

長女／仕事が忙しくて、日中、父を一人にしていることがつらい。介護離職はできないし、どうしたらいいのかわからない。

●経緯

退院後、数ヵ月は自分のことだけでなく、長女が泊まった翌日の朝食を作って仕事に送り出すなど、元気にしていた。長女からは「本当にがんなの？」などと冗談も飛び出していたが、次第に食事量が減り、体力が低下してくるとベッドで横になる時間が増えていった。

１日の大半を寝たきりで過ごすようになり、頃合いをみて看護師が療養場所の確認を行った。

ACPの実践 1

「もしも、これ以上体力が落ちて、ずっと寝ているようになったら、どうされますか？」とたずねたところ、Aさんは「娘の○美に迷惑をかけたくないから、最初の予定通りに入院したい」と、訪問の初めに話したことと変わらない意思を示す。

ACPの実践 2

その数日後、ベッドから起き上がれないとの緊急連絡が入り訪問。再度、意思を確認する。

「病院に入院する時期でしょうか？」とうかがうと、Aさんはしばらく黙っていたが「本当は家にいたい」と言い出された。

看護師：おうちで過ごされたいのですね。娘さんには話されました？

Aさん：ううん。今、あの子は忙しいから。なんて言うかなぁ……。

看護師：私からお伝えしてみましょうか？

Aさん：……（うなずく）

■補足■

当初、Aさんは「最期は入院して、そこで終わりでいい」と話をしていたが、本心では「最期まで家にいたい」と思っていることが確認できた。

これまで入院を前提に療養生活を送ってきたので、長女との話し合いが必要である。しかし、本人が直接話すことをためらっているため、主治医に同席してもらい長女と話し合うことにした。

ACPの実践 3

主治医より長女に対して、病状と余命の見通しは「数日単位」との説明をしたうえで、父親の気持ちの変化を長女に伝えたところ、長女も入院させたほうがいいのかどうか迷っていることが明らかになった。

最終的に、主治医の余命予測に対し「自分ができることをしたい」と決意し、職場には、1週間の有給休暇ないし介護休暇を申請することになった。

長　女：お父さんったら、何で私に言わないのかしら……。
（看護師に）すみません。

看護師：お父さまも、なかなか言い出せなかったのだと思います。

長　女：私だって、もっと、そばにいてあげることができたら…って思っていたのに。

看護師：そうなんですね

長　女：でも……、何かあったら入院するって言っていたし、入院したほうがお父さんも安心なのかなって……。

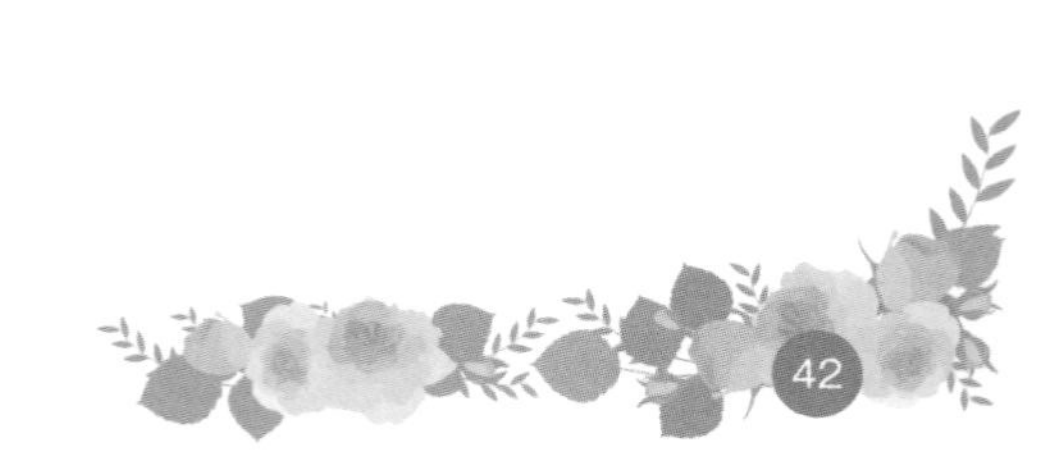

看護師：お父さまも○美さんのお気持ちはわかっていると思いますよ。そのうえで迷惑はかけたくないと、入院するおつもりだったのではないでしょうか。でもこの数日は、やっぱりおうちで過ごしたいと思われたんでしょう。

●ここで主治医が、膵臓がんの状況と予後について再度説明をする

長　女：……数日単位って、どういうことですか？

主治医：今の医学では、正確な余命を知ることはできないのですが、お父さんの状態からみますと、これから1週間を超えることは難しいかもしれません。

長　女：（一瞬、絶句して）そんな、そうですか……。お父さん……。ありがとうございました。お父さんが家にいたいって言うなら、私にできることはしてあげたいと思います。

■**補足**■

今後の訪問回数、医療用麻薬（オピオイド）の使用方法、看取りのプロセスなどを確認し、Aさんの部屋へ移動。

Aさんは眠っていたが、そばに来た長女が「お父さん、ずっと家にいるからね」と耳打ちすると、ふっと目をあけ嬉しそうに微笑まれた。

その翌日から長女が実家に泊まり込み、3日後、Aさんは娘さんに看取られて亡くなられた。

■考察■

この事例は「最期は病院で」という事前の指示がありました。しかし、いよいよとなったときに訪問看護師が的確な質問で**「今の気持ち」**を聞き、家で過ごしたいという真意が表明された例です。

長女も気持ちを表に出すきっかけを待っていたようです。

このように終末期は、ときにお互い

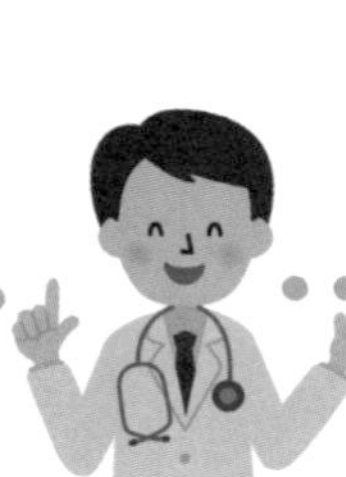

ここがポ・イ・ン・ト・!

❶ 事前の決定があっても、気持ちはいつもゆらいでいる
❷ つねに「今、ここ」の気持ちの確認を怠らない
❸ 第三者との対話は、混乱した状況を整理するのに役立つ

の思いやりがかせになり、本音を言い出せないことがあります。客観的な予後予測や的確な診断の存在、また、訪問看護師という第三者との対話が混乱した状況を整理するのに役立ちます。

家族の意思が統一できないとき

●家族の気持ちによりそう

終末期のACPを行ううえでのハードルは、クライエント本人と家族、またはご家族の間でも意思統一が難しいことです。

家族は、本人の意思を代弁する「代理意思決定者」である一方で、「家族」という死を受けとめる当事者でもあります。家族が自分自身の感情を乗りこえて、「本人」にとって何が一番、大切なことなのかを考えられるように、家族のつらい気持ちによりそう必要があります。

あるケアマネジャーの記録から、具体的なケア事例で考えてみましょう。

事例2 Bさん（76歳）、女性 ステージⅣの肺がん、慢性心不全、高血圧

長引く咳と倦怠感で、近所の診療所を受診して胸部X線写真を撮影。影が認められたため専門病院を紹介してもらい、気管支鏡検査を受けた。その結果、非小細胞肺がん*（ステージⅣ）と診断される。

歩行、身の回りのことは自分でできるが、作業時に呼吸苦が出る。入院中に抗がん剤治療をすすめられたが、本人は「もう十分生きたから、治療は受けたくない。すぐ退院したい」との意思を示す。近隣に住む長男は「何もしない」ことに抵抗があり、このまま抗がん治療を受けてほしいと望んでいる。

■基本情報■

●家族構成

7年前に心筋梗塞で夫が死亡。以来一人暮らし。一人息子が同じ市内に居住。

●医療・介護面

全身状態はまずまず。認知機能も年齢相応の物忘れはあるが、現時点で日常生

＊非小細胞肺がん

肺がんは、「非小細胞肺がん」と「小細胞肺がん」に大きく分けられる。発生頻度が高いのは非小細胞肺がんで、腺がん、扁平上皮がん、大細胞がんがあり、進行病期はⅠ期（1期）～Ⅳ期（4期）。また、小細胞肺がんは、非小細胞肺がんよりも増殖スピードが速く、転移や再発をしやすい。

活に支障はない。今後、全身状態が低下することを想定して、介護保険の申請と医療・介護チームを編成する必要がある。

●本人・家族の意向

本人／もう十分生きたし、治らない病気なのだから苦しい治療はしたくない。家で自然に死にたい。

長男／少しでも長生きする可能性があるなら、治療をしてほしい。何もしないのは抵抗がある。

●経過

――専門病院でのカンファレンス

専門病院のがん相談支援センターより、本人が治療をせず自宅での生活を望まれたため、要介護認定の申請と今後の調整を依頼される。

後日、Bさんと息子さん同席のもと、同院の会議室で在宅医療にかかわる主治医、訪問看護師、ケアマネジャーが顔を合わせる。席上、Bさんと息子さんの意思の違いが明らかになり、「この病院は治療もしないで、がん患者を見殺しにするのか！」と息子さんが声を荒げる場面もあった。

本人の意思は一貫して変わらず、退院となった。状態は安定しているが、呼吸苦があるため、暫定ケアプランで特殊寝台や家事援助などの手配を急ぐ。

──退院当日

退院時、息子さんは顔をみせず、息子さんの奥さまが立ち会う。

自宅に戻って仏壇に向い、嬉しそうに「ただいま～」と報告する様子をみていた奥さまが「このままがいいんでしょうか」とつぶやく。

その後、在宅主治医の診療所に同行する。在宅主治医から「息子さんにも相談しながら、在宅生活ができるように皆で支援します」と言われ、Bさんもホッとした様子。

ここまでを整理してみましょう。

事例：Bさん、76歳、女性。ステージⅣの肺がん末期

本人：抗がん剤治療は受けない、自宅で最期まで過ごしたい

長男：抗がん剤治療を受けて、少しでも長生きしてほしい

長男の妻：本人の意思を尊重するほうがいいのかもしれない

──ケア会議

本人と家族の意向が違うため、息子夫婦と話し合う必要がある。

医療・介護チームのケア会議で、次の3点が意見として出された。

①本人の意思は、はっきりしているのでチームで支えていく
②今後の見通しを本人と共有し、身体症状が悪化したときの医療的な処置についての意思を確認しておく必要がある
③息子さんとの間に感情的な溝があるままでは後悔が残る

②に関しては主治医と訪問看護師が主体となりACPを行う、③についてはケアマネジャーができるだけ早い機会に息子さんの気持ちを傾聴することになった。

ACPの実践 1

退院後、初めての週末に息子夫婦と面会。在宅主治医に同席を依頼した。主治医から、本人の状態と肺がん末期の予後予測、ステージⅣの肺がんで使用する抗がん剤と副作用について説明がある。

年齢や体力面から、デメリットがメリットを上回る可能性が高いことを伝えると、息子さんからは「副作用が少ない」とマスコミで話題の新薬の話や自由診療の免疫療法についての質問が出る。頭から否定はせず、治療の可能性を調べてみることで合意。

■補足■

退院時カンファレンスのときよりも声のトーンが落ち着き、雑談にも応じる様子だったので、Bさんの決意は固いようだが、どう思っているのか息子さんに聞いてみた。

すると「母は穏やかそうだけど、頑固で自分のやりたいようにするタイプ。今だって言い出したら引かない」と半ば諦めたような、苦々しい口調で話された。黙って続きを待つと「……親父は突然で何もできなかったから、母は…。まだ80歳にもなっていないし、代替療法でもなんでもやってほしい」と言葉を絞り出された。

主治医から「家族の対話の場をつくりましょう」と提案があり、息子さんの奥さまの後押しもあり、近日中にBさん宅で話し合う機会を持つことになった。

ACPの実践 2

主治医が退席したあと、ケアマネジャーと息子さん夫婦で話し合いを持った。

「お父様が突然、逝かれたのはショックでしたね」と切り出すと、「ええ。どうしようもなかったのは、わかっているんですが」と、父親が突然の心筋梗塞で倒れ、集中治療室で亡くなった経緯を話しはじめた。緊急搬送から臨終が告げられるまでの間、母親（Bさん）が一人でつきそっていたという。

息子さんの奥さまが「お義母さんは、そのことがあったから、なおさら病院は嫌だ、家がいいって思うんでしょうね」と言い出したが、息子さんは黙っているばかりだった。

ACPの実践 3

1週間後、Bさん宅で面会。

忙しい主治医も同席し、改めて病状と予後予測についての説明を行い、オープンに話し合いをはじめた。息子さんから父親の死に対する思いと、母親には長生きしてほしいという希望がBさんに伝えられた。

Bさんは涙ぐみながら息子さんの思いに感謝したが「ごめんね。わがままなのはわかっているけれど、病院はイヤ。家にいたい」と希望は曲げなかった。

主治医：○○さん（息子）は、お母さんのことを本当に大切に思っているんですね。

息　子：ホントに治療はしたくないの？
（Bさんの顔を見つめ、Bさんがうなずくと）今は、通院しながら治療をすることもできるんだよ。

Bさん：もう、いつお父さんのところにいってもいいし、苦しいことはしたくない。

息子さんはしばしば言葉を失っていたが、やがて…

息　子：わかった。言うとおりにするよ。（と言い、誰にともなく）

本当にこの人は頑固で困る…。（と、泣き笑いの顔で言われた）

■補足■

Bさんは、今後、がん性疼痛や呼吸困難など、つらい症状が出現する可能性が高いため、息子さんはそのたびに気持ちがゆらぐだろう。Bさんの症状の緩和とともに、ご家族の想いを受けとめる傾聴を続けることが大切だと思われた。

■考察■

事例2は、老親が死を受容しているにもかかわらず、子どもは親の病と死を受け入れることができず、積極的な治療を望むというパターンです。

本人の意向は明確なのですから、「これがお母さんの希望です」と息子さんに伝え、協力をお願いするアプローチ方法もあるのかもしれません。しかし、この医療・介護チームは、その先の（後悔が残る）ことを考え、まず「全員で話し合う」ACPのアプローチをめざしました。

肺がん末期でスピード勝負ということもあり、医療チームとケアマネジャーが手分けをして、医療的なACPについては医療チームが、息子さんの想いを傾聴して対話を続けるのはケアマネジャーが、という役割分担をしています。

その結果、全員が心からではないにせよ、本人の意思を支える方向で合意が共有されました。

一方、本人が息子さんの意向を受け入れ「抗がん剤治療を受ける」と

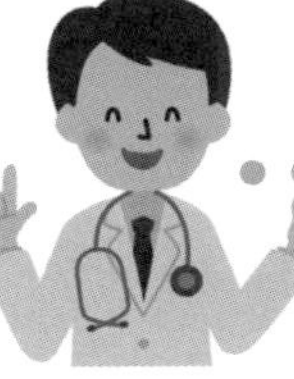

ここがポ・イ・ン・ト・！

❶ 家族と本人の意思統一ができなくても、家族の想いを否定しない

❷ ケア会議では、チームアプローチの方向が一貫するよう、確認する

❸ ACPでは、医療・介護チームの価値観を押しつけない意識が必要

いう方向へ向かった可能性もあります。その場合は、ＡＣＰのプロセスにおいて、息子さんの意向をくむことがBさんにとっても最善であるという合意が浮かび上がってくるでしょう。

たとえ、医療的にはあまりすすめることができない選択でも、医療・介護チームは自分たちの価値観を押しつけることなく、本人と家族の最善を支える努力が求められます。

本人の想いをすくい上げる

●本人の「最善」をみい出すＡＣＰ

事例2のBさんは、自身の意向が明確で、はっきりと言葉で表出する力がありました。しかし、日本人は自分の気持ちを通すことが苦手な一方、周りも本人の気持ちに対して「自分勝手」とみなす傾向があります。

とくに、それまでの人生において「家族のことを一番に考えてきた」という方は、家族の意向を抑えてまで自分の想いを貫くことは難しいでしょう。

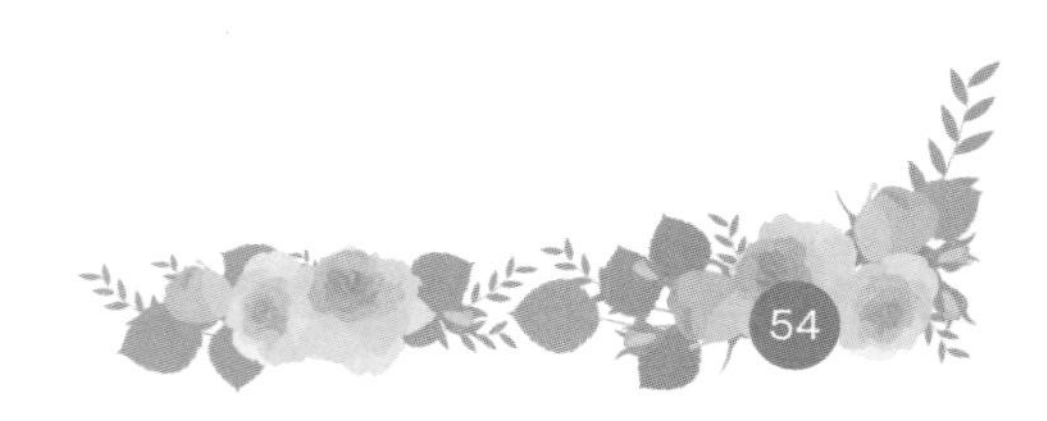

実際、事例1のAさんのように家で過ごしたいという希望を持ちながら、**家族に「迷惑をかけない」**ために、終の棲家として病院や施設を選ぶ方は少なくありません。

それとは逆に家族と意向が一致せず、家族とは疎遠になっても公的サービスを利用して一人で生ききる方法を選択する方もいます。

最後まで家族を優先する生き方も、自分自身を貫く生き方も、それまでの人生の延長線上にあります。ACPにおいて、クライエントと話し合いを続ける意味は、対話の中で本人が「私はこう考えていたのだ、これを最善として生きてきたのだ」と自分自身を再確認できる点にあります。

その経験と価値観を信頼できる家族と医療・介護チームが受けとめることで、「これでいいのだ」と安心し、今の「最善の利益」を求めることができるのです。

ACPを実践する訪問看護師やケアマネジャーは、心からの興味を持ってクライエントとの対話に参加し、ときに物語を整理するために「そのとき、どう想ったのですか?」「なぜ、嫌だったのでしょうか」など、的確な質問を投げかけ「最善」を一緒にさぐるコミュニケーション力が必要です。

◇認知症の人の「最善」をすくい上げる

認知症をわずらい、言葉としての表出が難しい方の場合も同じことです。医療・介護チームには、本人のボディランゲージ（身体言語）や表情から、本人の想いをすくい上げる感性が求められます。

ここではあるグループホームの記録をみてみましょう。

事例３　Cさん（89歳）、女性。認知症で施設に入所し、７年が経過

Cさんは長男夫婦と同居していたが、認知症の発症後グループホームに入所した。子ども世帯との関係は希薄。施設からの定期的な連絡は絶やさずにいるが、反応は薄い。

■基本情報■

●家族構成

一男一女。子どもとの関係は希薄で、７年前にグループホームに入居した。

●本人および家族の意向

本人／言葉では意思を確認できず、過去にAD*やLWを記載していない。

＊ADやLW

アドバンス・ディレクティブ（AD）とリビング・ウイル（LW）については13頁を参照。

長男／もう施設で看取ってほしい。
長女／兄にまかせている。

●経過

施設で3回目の誤嚥性肺炎を起こし、緊急入院。食事をとれず、医師からは胃ろうをすすめられるが、家族は拒否。そのまま施設につれて帰る。

施設では、仲の良い居住者や辞めた職員が部屋を見舞ったことをきっかけに、徐々に食事と水分をとれるようになった。施設内にて、嘱託の主治医が抗生剤の点滴などで肺炎を治療し、回復する。

ACPの実践

退院直後、家族（長男夫婦、長女）と施設長、施設勤務の看護師、主治医と面談。長男からは「もう、このまま看取ってほしい。点滴もいらない」という意向が聞かれた。

長女は「つらい思いをさせたくない。家族のこともわからないのに、無理に長生きをさせても仕方がない」と言う。主治医から、今回の肺炎の治療は延命治療ではないこと、少しずつ食べられるようになったので回復が見込めると、現在の状態と今後の見通しについて説明がある。

Cさん本人は認知症が進み、現在の意思確認は難しい。入所時には「もしものときが近くなったときに、延命治療を希望しますか?」との質問に「わからない」と回答している。

看護師が7年間の生活の記録（笑顔の写真が多い）を家族にみせながら、「生きたいという強い想いはあるのではないでしょうか」と問いかける（実は毎年、同じ記録を全ご家族に送っている）。

長男から「生かさせたいのは、金儲けのためか」と、きつい発言があったものの、今回は肺炎の治療、点滴を含めた経管栄養を継続する方向で合意した。

■補足■

今回の話し合いは、半ばクレームのような形ではあったが、①家族と一緒に「もしものとき」をシミュレーションできた、②ケアの方針を曲がりなりにも容認された点で良かったと思う。また、主治医が「今の時点での肺炎治療は、延命治療ではない」と言いきってくれたこともありがたかった。

Cさんは、記載時点から2年後、夜勤のスタッフに看取られ老衰で亡くなられた。亡くなる当日の朝、清拭をした際に目をあけ、こちらをみつめていた様子が

印象に残っている。

連絡した長女からは「お母さん、生ききったわ。良かった」という言葉が聞かれた。

■考察■

事例3は、認知症で本人の意思が確認できないケースです。

事前の意思確認もあいまいでした。

また、家族は疎遠で、この数年は本人の意思を推定できるだけの対話がありませんでした。たとえ7年前の事前同意書に「延命治療を拒否」という記載があったとしても、7年前の指示を機械的に進めるのは倫理的に問題があります。

一方、7年間暮らしていたグループホームでは、食べる力が戻り、日々の生活や表情の記録から「生きる意欲」があることが確認できました。

主治医の所見の裏付けもあり、家族の先走った誤解に適切に応じることができたのだと思います。

家族との間で、緊密な「ほうれんそう（報告、連絡、相談）」ができていれば、誤解は生じなかったかもしれません。

けれど家族関係が希薄な昨今では、そう簡単にはいきません。

認知症の方の場合は、日々の記録を画像や動画、音声で残しておくことが後々、「みなし末期」を回避し、意思決定支援に役立つことが証明された事例でした。

グリーフケアとデスカンファレンス

◇残された配偶者の孤立防止の意味も

ACPは看取りで終了、ではありません。亡くなった方の人生の物語を、残された遺族の中で昇華するプロセス

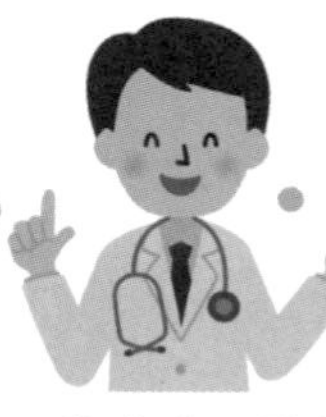

ここがポ・イ・ン・ト・！

❶ 本人の最善を引き出す的確な質問を心がける
❷ 認知症の方のACPは、日々の記録の中にある
❸ 家族に対する「ほう・れん・そう」は、ACPの一環

もまた、ACPの一部です。

現代日本は核家族化が進み、地域や親族の間で死別のプロセスや悲嘆をわかち合う関係性が失われています。ACPを通じ、ともに故人が生ききるまでを支えてきた医療・介護チームが、故人の思い出をわかち合える唯一の相手であることも少なくありません。

亡くなられた直後は、まだ現実が飲み込めず、遺族の悲嘆の感情は簡単には表に出てきません。死別に対する怒り、哀しみ、残された不安が噴出してくるのは、数日から数週間が過ぎた頃です。

たとえば、故人が最期まで使っていた特殊寝台を引き上げる際は、思った以上に喪失感に襲われやすいものです。ケアマネジャーは、できるだけ立ち会ってください。立ち会えない場合は、その後に自宅を訪問するようにしましょう。

遺族へは、ねぎらいの言葉をかけ、看取りのプロセスを振り返りながら、その時々の感情を吐き出してもらうように心がけます。後悔の念や怒りの感情も受けとめましょう。

また、老老介護で配偶者を失った方の場合、配偶者の死をきっかけに抑うつ状態、食欲不振、睡眠障害におちいり、遺族自身の健康状態が悪化することがあります。

故人の家庭に入りやすい訪問看護師やケアマネジャーは、悲嘆の表出をうながしながら**「眠れていますか？」「食欲はどうですか？」**といった質問をはさみ、必要に応じて行政保健師や地域包括支援センター、あるいは同じ経験をわかち合う「遺族会」などの社会資源に橋渡しするよう心がけてください。

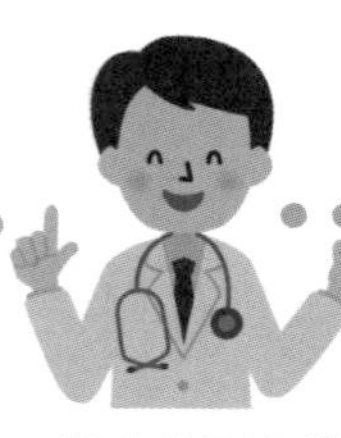

ここがポ・イ・ン・ト・！

❶ ACPはグリーフケア、遺族ケア、デスカンファレンスを含む

❷ 遺族の心身状態を確認して孤立を防ぎ、必要なら社会資源につなげる

❸ グリーフケアやデスカンファレンスを「学びの場」に

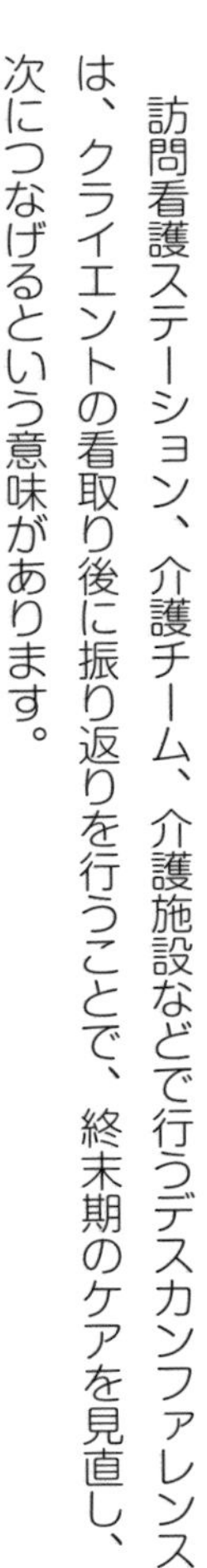

◇デスカンファレンスの意味

訪問看護ステーション、介護チーム、介護施設などで行うデスカンファレンスは、クライエントの看取り後に振り返りを行うことで、終末期のケアを見直し、次につなげるという意味があります。

また、初めて死に直面するスタッフの精神的ケアとしても重要です。

ＡＣＰの面からは、一連のプロセスの記録を振り返り、単なる「癒しの場」にとどまることなく、「学びの場」になるよう心がけてください。

ＡＣＰは、一つひとつのケースがユニークであり、正解はありません。

しかし、一人の人間の人生の幕引きに向き合った経験は、次のプロセスで必ず役に立ちます。

できなかったことの批判や共感を求めて愚痴を言い合うのではなく、達成できたこと、次に活かすことができる経験に焦点をあて、ＡＣＰを深化させるためのディスカッションを行いましょう。

さらに、スタッフ教育や新人研修の一環として、デスカンファレンスを活用してください。

ときには「やさしい嘘」も、あり

がんとは違い、非がん疾患では「自分の死」をはっきりと認識することは難しいものです。そこに突然「もしものときは、どうしたいですか?」と言われたら、どうでしょうか。それこそ、生きる気力を奪いかねません。

これまでクライエントと家族によりそってきた経験から「このクライエントは、悪いニュース（Bad News）に耐えられないかもしれない」と判断した場合は、わざわざ「悪いニュース」を伝えACPを強行する必要はありません。

真実が常に最善をもたらすとは限らないからです。

この場合は、家族と医療·介護チームがACPを実施し「本人だったら、こうするだろう」という最善の選択と意思決定を進めていきます。また、本人に対する対応が一貫するよう、訪問看護師、ケアマネジャー、ヘルパー、家族の間で申し合わせておきましょう。

欧米型のACPは、あくまで「悪いニュース」を踏まえた本人の意思を柱としますが、日本の文化風土に沿ったACPでは、本人を不安にさせないための**「はぐらかし」や「やさしい嘘」も、あり**だと思います。

基礎編

Chapter 3

ACPを実践してみよう!

　訪問看護師とケアマネジャーのＡＣＰは、相談の電話をとった瞬間からはじまります。そのプロセスは、疾患によって数ヵ月から、ときには１０数年におよびます。医療・介護の枠にとらわれない血の通ったＡＣＰを実践するには、あなた個人の価値観や考え方、仕事に対する姿勢が大きく影響します。

インテークからはじまるACP

◇第一印象がすべてを左右する

最初の面接・相談（インテーク）での印象は、その後の信頼関係に大きく影響します。挨拶、自己紹介、ていねいな言葉使いといった常識的なマナー以外に、①話す声のトーンや早さはおさえめで、おだやかな口調を心がける、②親しみやすく話そうとするあまり、なれなれしくしない、③動作はゆったりとし、せかせかした態度をみせない、などの配慮が必要です。

電話で対応する場合は、とくに声のトーンに注意をしてください。

外出時間が迫っているなど時間的な余裕がない場合は、「申し訳ありません。これからクライエント宅に出かけなくてはならないので、よろしければ○○時にこちらから折り返しご連絡させていただきます。いかがでしょうか」といったように、折り返しの連絡を約束しましょう。

クライエントと家族は「困りごと」を抱え、不安と緊張の中にいます。緊急性が高く焦っているケースもあるでしょう。そうした状況で、少しでも不快感や不信感をまねく態度をみせてしまうと、その後の関係性に影響してＡＣＰの対話どころではなくなります。

最初は親身に、しかし冷静に、がポイントです。

◇アセスメントは、オープン・クエスチョン[*]を交えて

クライエント宅でのアセスメントは、ＡＣＰの第2段階にあたります。訪問までにかかりつけ医などに連絡し、できる限り情報を集めておきましょう。

アセスメントでは、客観的な事実を**「クローズド・クエスチョン」**だけで確認しないようにしましょう。

たとえば「○○はできますか?」「はい、いいえ」という「クローズド・クエスチョン」形式ではなく、「いま困っていることを教えてください」「なぜ○○だと思われますか?」「ふだんは何をして過ごしておられるのですか?」など、自由に返事ができる**「オープン・クエスチョン」**を交えた対話を心がけてください。

的確な質問によって、クライエント本人や家族のニーズ、価値観を引き出し

＊オープン・クエスチョン、クローズド・クエスチョン
オープン・クエスチョンは、相手に自由に答えさせるような質問の仕方で、相手からより多くの情報を引き出したいときに有効とされる。

クローズド・クエスチョンは、相手が「はい・いいえ」「ＡかＢか」といった2択で答えられるような、回答範囲を限定した質問の仕方。相手の考え方や事実を明確にしたいときに有効とされる。

ていきましょう。この対話もACPの一環となります。

「オープン・クエスチョン」をうまく使うコツは、「沈黙」です。

適度な沈黙は相手の回答を引き出し、「聞いてくれているんだな」という安心感をもたらします。小一時間の訪問で仕事を終えたいと焦る気持ちはわかりますが、次々と質問をくり出してクライエントの言葉を途中でさえぎったり、「あぁ、こういうことですね」と奪いとらないよう気をつけてください。

◇一度は家族だけで対話の機会を持つ

在宅療養では、介護を担う家族も

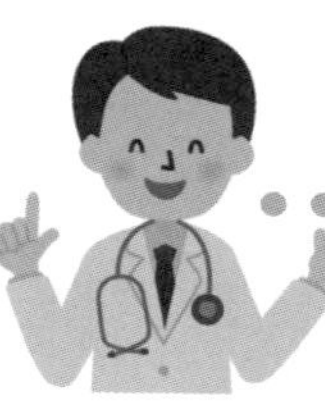

ここがポ・イ・ン・ト・!

❶ インテークでは親身に、しかし冷静に、を心がける

❷ アセスメントはオープン・クエスチョンで、困りごとや価値観を聞く

❸ 一度は、本人がいないときに家族と話し合う機会を持つ

当事者です。

できれば、クライエント本人がいない場所で本音を聞きましょう。家族の関係性によっては、互いに本音を言い出せず、後々の意思決定に影響することがあります。

また、老老介護の場合、介護する家族が認知症の可能性もあり、なおさら意思決定を支援するACPのプロセスが重要になってきます。ポイント、ポイントで家族の真意をすくいあげ、医療・介護チームで共有することはケアマネジャーの大切な仕事です。

ケアプランはACPのコミュニケーションツール

◇本人や家族の「意向」を共有し、確認する

ACPの視点で居宅サービス計画書をみてみましょう。

これまで単に「ケアの計画書」としてみてきたシートに、ACPで必要とする情報がつまっていることに気づきませんか? つまり、事前の担当者会議において、ACPの土台となるクライエントの意向を共有するためのツールになり得る

わけです。

たとえば、サービス計画書の第1表には、そのものズバリ「利用者および家族の生活に対する意向」という欄があります。

クライエントと家族の言葉を意訳することなく、そのまま書き込むのが大原則であり、この第1表を作成するために時間をかけて行ってきたインタビューは、ACPそのものです。


ACPの第4段階にあたる終末期には、ケアプランを見直す必要が出てきます。このとき第1表をさかのぼって確認することで、あらためてクライエントの過去から、これまでの意向を確認できる記録としての意味もあります。

終末期は、同居家族だけでなく、かかわりが強い別居家族にも連絡をし意向を確認しておくと、意思決定支援でのトラブルを少しでも避けられます。家族とクライエントの意向が異なる場合は、中立的な視点で、どちらの意向かはっきりわかるように記載しておくことが大切です。

◇ACPの第4段階では第2表が鍵

第2表のニーズ欄には、クライエントの「望む生活」や「やりたいこと」などを記載しています。これは終末期でも同じです。むしろ終末期だからこそ、「家族とおだやかに過ごしたい」「もういちど孫に会いたい」というニーズが際立ってきます。

クライエントのニーズごとに対応する目標を立て、実際のサービスでニーズを満たしていくプロセスは、そのままクライエントの最期まで生ききる意欲と、医療・介護チームに対する信頼感を支えます。

ACPにおいては、この信頼感が心からの対話を生み出す土壌になるのです。

◇「いま、やりたいこと」は、なんですか?

長い間クライエントとかかわってきたケアマネジャーにとって、衰えを前提とした質問をすることはつらく、難しいことかもしれません。「えっ私もう、そんなに悪いの?」と驚かせてしまうのではないか、と不安になることもあるでしょう。

しかし、定期的なモニタリングやケアプランの見直しを通じて、本人や家族と同じくらい衰えを実感できているのもケアマネジャーです。悔いのない人生を生きききっていただくために、勇気を出して一歩踏み込んでみましょう。

ただし、言葉を選ぶことは大切です。
たとえば「いま（元気なうちに、とは言わない）やりたいことや、お見舞いに来てもらいたい人はいますか？（会っておきたい人ではなく〝お見舞い〟を使う）お手伝いしますよ」といったように、クライエントの人となりに合わせて工夫してみてください。

こうした質問はある意味で、生活面からさりげなく「もしものときが近い」ことを伝える日本的な方法であり、医師からの「悪いニュース」をかたくなに拒否してしまうクライエントとACPを進めるうえで大切な役割を持っています。

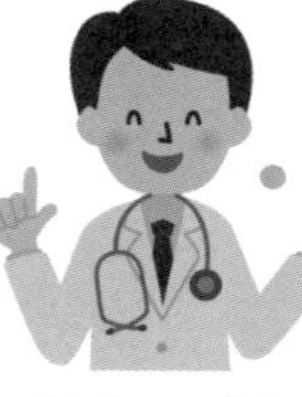

ここがポ・イ・ン・ト・！

❶ ケアプランは、ACPのコミュニケーションツール
❷ 第1表と第2表の記載をACPに活かそう
❸ 終末期の希望の聞きとりは、悪いニュースの日本的な伝え方

クライエントの人生の物語を聞く

◇ふだんのケアの中で物語を傾聴する

ＡＣＰで必要な情報は、一般的な病歴、現在の状態、事前指示書のある・なしに加えて、何よりもその人の人生の物語です。

具体的には①これまでの人生経験、②習慣と好み、③身体、精神、社会的役割とスピリチュアルな面に対する価値観、です。


とはいえ改まって「あなたの人生の物語を聞かせてください」などと言う必要はありません。ふだんの緩和ケアや生活支援、モニタリングの中で質問と対話をくり返しましょう。

①これまでの人生経験

クライエントと一緒に、人生の節目となったできごとをあげてみます。

たとえば、結婚、転居、つらい体験、別れなど、そのときどきで、どんな気持ちだったのか、どんなことに喜び、悲しんできたのか、興味を持って耳を傾けましょう。

②習慣と好み

病院では無視されてしまう習慣や好みも、自宅や居宅（特養などの老健施設）では大きな意味を持ちます。

きれい好きな人は清拭や入浴サービスを何よりも喜ぶでしょうし、そこに「今、生きている自分」をみい出します。

食事の好き嫌いは、いわずもがなです。身体の手入れの習慣（歯磨きは朝昼晩！爪はいつも清潔に、など）、寝るときのクセ、食事や飲みものの好み、好きな音楽、趣味などを聞いてみましょう。

③身体、精神、社会的役割とスピリチュアルな面に対する価値観

身体、精神、社会的役割、そしてスピリチュアルな面で大切にしていることを失っていく過程が「終末期」です。

たとえば歩く、座る、立つといった身体の機能が失われ、痛みが絶えまなくおそってくる。認知機能が衰えて、活き活きとした精神的な活動が奪われる。職場で果たしてきた役割や、親としての役割が果たせなくなる。そして「生きている私」という存在が失われていく――。

こうした失われていくプロセスをどう感じているのか、不安、恐怖、怒りの感

情の表出をうながしてみましょう。

ＡＣＰの対話を通じてクライエントは、失われていく「これまでの関係性」を補う「新しい関係性」を医療・介護チームの中にみつけ、その中で再び「今、ここで生きている自分」を確認することができるはずです。

◇人生の物語の傾聴はＡＣＰの土台

なぜ、時間を費やしリスクをおかしてまで、クライエントの人生を知り、わかち合う必要があるのでしょうか。

それはＡＣＰのプロセスにおいて、クライエントの安心、尊厳、そして愛情の要求のもととなっている根本的な価値観を知ることが重要なポイントになるからです。

これまでの人生のイベントごとに、何をどのように感じ、何を選択してきたのか、何に配慮しなくてはいけないのかを知ることは、クライエントの最善の選択と意思決定に欠かせません。

「過去」「今、ここ」、そして「これから」

◇本人の意思の3本柱

ACPの実践に関しては、国立長寿医療研究センター病院緩和ケア診療部、エンドオブライフ・ケアチームを統括する西川満則先生の「本人の意思の3本柱」を参考にしてみましょう。

本人の意思の3本柱とは、本人の意思を過去・現在・未来の3つの時間軸でとらえる方法です。この時間軸が、意思決定支援の重要なポイントになります。

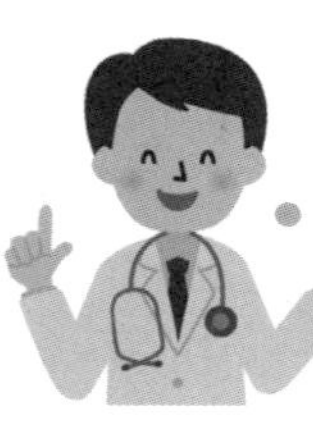

ここがポ・イ・ン・ト・!

❶ ふだんのケアの中で、人生経験や好みなどを聞く

❷ 誰かに自分の物語を聞いてもらうことが、喪失の受容につながる

❸ ACPでは、クライエントの物語から、その人らしい人生を知ることが重要

過去

事前の意思表示（LW、AD）はあるのか、ACPはすでに開始されているのかを確認します。

在宅医療に入る前、つまり急性期病院でACPが行われている場合は、これを引き継ぎましょう。ただし、病院で行われたACPと生活拠点で実践されるACPの内容は食い違うことがあります。

また、事前の意思表示がない場合は「クライエントの人生の物語」を傾聴する中で、本人の「最善」をさぐり、家族と一緒に合意を形成していきます。

今、ここ（現在）

現在の意思を確認します。認知症の方の場合でも同じことで、手を握り返す、うなずく、目をそむけるなど、かすかなサインを見逃さず、あらゆる手段でクライエントの今の気持ちをキャッチしましょう。

そのためには、一人が対応するのではなく、訪問看護師、ケアマネジャー、介護スタッフ、主治医、家族など、たくさんの人の価値観をフィルターにすると、独りよがりな思い込みを避けることができます。

また、本人の体調の波に左右されないよう、対話する時間を変えて本人の意思を確認しましょう。痛みや苦痛があると、意思表示どころではなくなるので、まず、十分に苦痛を緩和し、その次に意思を確認する手順が大切です。

●これから（未来）

クライアントにとって「最善の利益」は何か――それについて家族を交えて話し合います。たとえば、

療養の場所は？

延命した場合の生活は？

家族の対応は？

などのメリット・デメリットを踏まえて、話し合います。

認知症の方の場合は、過去、現在から思い描ける「今」の意思を尊重し、そのうえで家族と医療・介護チームの全員が「クライアントだったら何を選択するか」について、考えていきます。

たとえば、認知症で嚥下機能が低下して食事がと

本人の意思の3本柱

過去	現在	未来
事前の意思表示の有無 LW、AD、ACP 関連する言動など ライフレビューから本人の意思を推定	今の気持ちを推察 手を握り返す、うなずく、目をそむけるなどの些細なサインをキャッチする	本人にとっての最善の利益 延命した後の生活は？ 療養の場所は？ 家族の生活は？

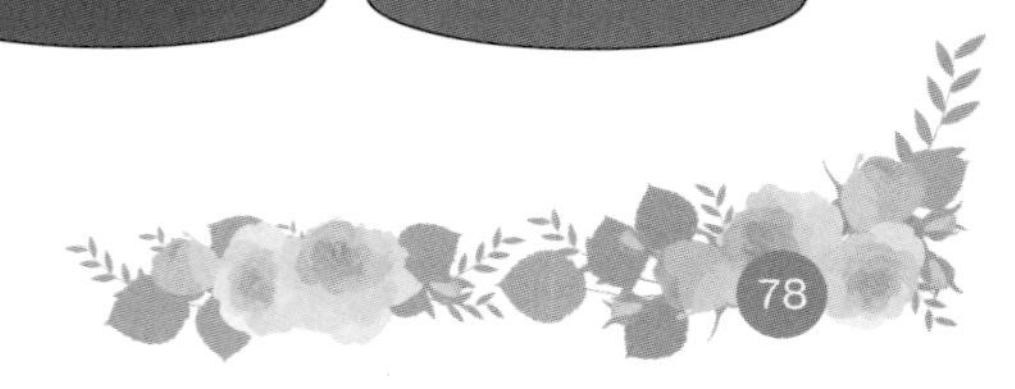

れなくなったとき、目の前のクライエントは、何を選択するでしょうか。

医療処置で1ヵ月以上の延命が期待できる新しい環境（介護医療院など）と、人工栄養補給ができず2週間ほどの時間しか与えられない住み慣れた環境（自宅、老健施設など）のどちらを選ぶだろうか、といったクライエントの「未来」に思い悩む場面が今後、増えてくるでしょう。

医療・介護チームは、自分の職業上の信念や個人的な感情を脇において、あくまでクライエントと家族の「最善」を推定し、支える努力が求められます。

＊介護医療院
医療、介護、生活支援に加え、住まいという機能を持った長期療養施設。在宅復帰をめざす「施設」ではなく、終の棲家としての「病院」である。2018年度より「介護療養型病床」（2017年度末に廃止）から「介護医療院」への転換が進んでいる（移行期限は2024年3月まで）。

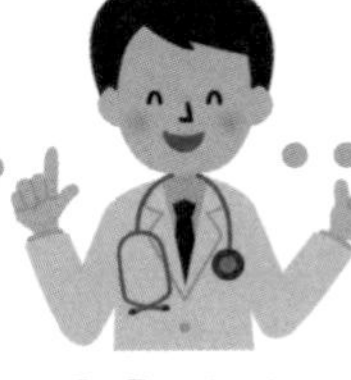

ここがポ・イ・ン・ト・!

❶「これまでに作成された事前指示は、ありますか?」と確認する

❷ 今の気持ちを聞く前に、十分な緩和ケアで苦痛を軽減すること

❸ クライエントの最善の利益は何か、関係者と一緒に考えていく

人生の最終段階に関する
ガイドライン

厚生労働省は2018年3月14日、終末期の延命治療の中止など治療方針を決定する手順を示した「人生の最終段階における医療の決定プロセスに関するガイドライン（以下、ガイドライン）」の改訂版を公表しました。2007年に同ガイドラインが策定されてから、初めての改訂です。

従来のガイドラインでは、終末期の治療方針について患者さん本人と医師が話し合い、本人の意思を基本として多職種からなる「医療」の専門家チームが判断する、と示されていました。家族については「本人が拒まない限り、決定内容を家族に知らせることが望ましい」にとどまっていたのです。

一方、今回の改訂版では、患者さん本人の意思は病状によって変化するとし、話し合いをくり返すことが重要だとしています。また、本人が意思表示できなくなることを前提に、話し合いには家族等の参加が望ましいことも明記されました。まさに、ACPの考え方が採用されています。

さらに大きな変化は、従来のガイドラインが基本的に「病院内での終末期」を想定していたのに対し、改訂版では自宅や介護施設で終末期を迎えることに配慮し、ケアマネジャーやヘルパーも参加する「医療・ケアチーム」で家族と話し合い、治療方針を決定するとしている点です。

高齢多死社会を目前に、厚労省は「看取りの場所」を「住み慣れた地域」の居宅・自宅へとシフトする方針を推し進めています。今回の改訂版は、その流れに沿ったものであり、今後は地域に根づいた訪問看護ステーションやケアマネジャーに、終末期のACPがゆだねられるケースが増えてくるものと思われます。

事例編

Chapter 1

がんのACP

　ここからは事例を紹介していきます。本来、ACPは比較的、元気なうちからはじめることが理想ですが、残念ながら日本の現状では、終末期での事例に限られてしまいました。また、ここにあげた解決方法が正解、ということではありません。「自分だったら、どうするだろう」と考えながら読んでみてください。

がんの経過モデル

◇がんにおけるACPのポイント

がんの一般的な経過は、診断、治療、がんと共存する期間（寛解期）、転移・再発、終末期に大別されます。

治療中は社会生活に支障が出ますが、寛解期はほぼ健康な人と変わりない毎日を過ごすことができます。

ACPの現実的なタイミングは、がんの進行を抑えられなくなる、進行・再発期からでしょう。

がんの終末期は、本人と家族の意向に差があるケースが少なくありません。時間がない中で、専門病院内でACPが行われているかどうか、療養場所を決めているかどうか、医療用麻薬に対する使用意向、ターミナル期の延命治療について細かく話し合っていく必要があります。

がんの経過とACPのポイント

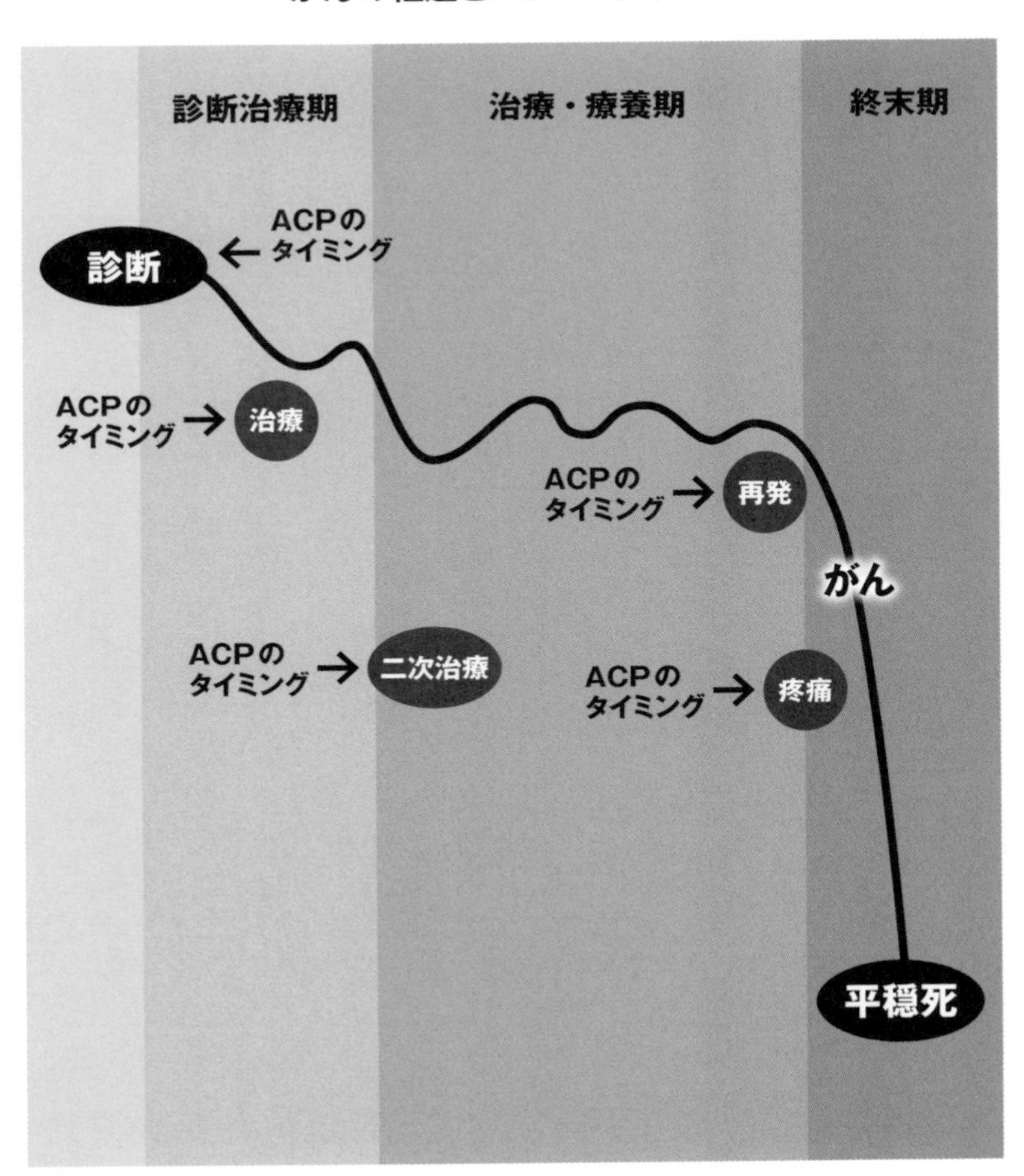

ケース 1 積極的抗がん剤治療の中止と緩和ケア移行の支援

Dさん（56歳）、女性。ステージⅣの肺がんで脳転移あり。
脳への放射線照射後、抗がん剤による治療を継続。

■基本情報■

●家族構成

夫と二人暮らし。専業主婦として二男を育て、独立させた矢先に肺がんと診断された。長男は県外に、次男は同市内に住んでいる。

日中は独居となるため、訪問看護と生活支援を要望。

●経過

ステージⅣの小細胞肺がん。リンパ節と脳に転移があり、脳への放射線照射後に外来通院で抗がん剤治療を行うことになった。脳神経障害による歩行困難、手足のしびれが認められた。夫婦二人暮らしで昼間は一人になるため、訪問看護を希望。地域連携室を通じ、当ステーションに連絡があった。

抗がん剤による治療は、手を変え品を変え継続して、ほぼ1年は効いていたが、

耐性ができ徐々にがんが大きくなってきた。
がん専門病院の主治医から、緩和ケアへの移行をすすめられたが、夫が拒否。別の抗がん剤による治療がスタートしたものの、副作用がつらく中断している。

●本人・家族の意向

本人／大きな病気をしたことがなく、肺がんの診断は寝耳に水だった。病気になったらどうするか、という話をしたこともない。今は、思うように動けなくなったのがつらい。だるいし、苦しい。
もう抗がん剤の治療はやりたくないけれど、治療をやめるとどうなるのか不安。夫もがんばるよう言っているが、日中一人になるのが心細い。

夫／治療をしないなんて、負けを認めるようなもの。
少し休んだら転院先を探してでも、抗がん剤を再開するべき。

次男／母の希望どおりにしてあげたいけれど、もう限界だと思う。

ACPの実践

抗がん剤の治療を中断した後、Dさんはベッドに横たわっていることが多くなった。食も細くなり、訪問看護の合間に苦痛をうったえられることが増えた。

がん性疼痛や呼吸苦の出現を考えると、在宅主治医が必要と思われた。しかし、積極的な治療を主張する夫の意向が強く、方針が立てられない。病院の地域連携室を通じ、再度、主治医から病状の説明を本人と家族にしてもらえるよう依頼（これは後日、実行された）。

その後、がん専門病院の主治医から依頼を受けた在宅医から連絡があり、Dさん宅でケア会議が開かれた。

夫：抗がん剤を減らして使うことはできませんか?

在宅医：今の状況では、抗がん剤治療は副作用ばかりで、マイナスになってしまう可能性が高いのです。今までお二人とも本当によくがんばってこられました。これからは、無理な治療で身体を痛めつけるよりも緩和ケアで体調を管理したほうが、気分よく過ごすことができると思います。

夫：……。

次男：母さんもキツいと思うよ。もういいじゃない。

夫：なんだ!! その言い方は!

Dさん：……私も、もう十分。これ以上つらい思いはしたくない。

夫：何を言う。

Dさん：……十分だって言うのは、わからないけど……。でも、もう薬はいや。あの吐き気は、がまんできない。病院を見ただけで吐きそうになるし、全身がかゆくなったり、口内炎でしゃべるのも痛いの（泣き出す）。

夫：……。

看護師：Dさんは、ご主人のためにも弱音をはかずにがんばってこられたんですね。（ご主人に）十分なことをしてあげたいお気持ちはわかります。ただ今は、これからDさんがどこで、どんなふうに過ごすことが一番幸せなのかを考えることも大切ではないでしょうか。

夫：……。

■補足■

この後、家族が本人の状態を理解しているのか、一つひとつ確認していった。そのプロセスの中で、すでにがん性疼痛が出現していることが明らかになり、まず疼痛コントロールを優先することで同意がなされた。

夫は、まだ治療を行わないことに気持ちがついていかない様子であるが、積極的な治療をすることだけがDさんの最善ではないとは理解したようである。

■**考察**■

家族の前で、自分の希望や意思を表明することは、思った以上に難しいものです。この事例では「**抗がん剤による治療はもうやりたくない**」という本人と、「**治療をあきらめないでほしい**」という夫の意思が食い違い、本人は苦痛をがまんしながら夫の意思にしたがってきました。

訪問看護師がその状況を危惧し、病状の理解度を確認するため病院の主治医に再度、説明をしてもらえるよう依頼したことが一つのきっかけになりました。

この事例でのACPにおいては、医療用麻薬の使用、摂食障害が出てきた際の経管栄養の選択、最期の療養場所の決定など、これからが本番です。対話を重ねて本人の意思を支える一方で、夫の感情の表出をうながすことが先決だと思われます。

また、この段階で長男の意向は不明です。できるだけ早く、長男の意向も確認して話し合っておくべきでしょう。

ケース 2 家族との関係が希薄な独居、肝がん末期患者の看取り

Eさん（79歳）、男性。肝硬変から黄疸が出て肝細胞がんと診断。年齢相応の認知機能障害はあるが、意思の疎通および日常生活は可能。

■基本情報■

●家族構成

一人暮らし。長年、旋盤工として生計をたててきた。妻とは離別。二人の息子の父だが、子供たちは遠方に住んでいる。

●経過1

アルコール性肝炎から肝硬変を発症。黄疸が悪化して緊急入院し、肝細胞がん*が見つかる。切除不能。長男から、退院後の療養場所について地域包括支援センターへ相談があったが、本人は入院を拒否し、自宅に帰ると主張。また、肝がん末期ということで地域の施設も引き受けをしぶる。

子世帯での引きとりは難しいうえに、長男夫婦とEさんの間で対立が続き、互いに口をきかなくなる。次男は、長男の意向にしたがうとのこと。病院内で

＊肝細胞がん
一般に「肝がん」といえば「肝細胞がん」のことを指し、肝臓内に発生する原発性肝がん、肝臓以外の臓器に発生したがんが転移する転移性肝がんがある。がんの大きさ、個数、転移の有無などによって病期が決まるが、分類法にはいくつかの種類があるため、使用される分類法によっては同じステージでも内容が異なる場合もある。

退院調整を行ったが、最終的に家族と疎遠なまま、自宅に戻ることになった。

●本人・家族の意向

本人／家に帰る。入院はしない。
長男／施設入所か入院を希望。引きとりは拒否。
次男／長男の意見にしたがう。

■補足■

在宅主治医、訪問看護ステーションの訪問看護師、ケアマネジャー、本人の同席のもと、ケア会議を開く（自宅）。経済状況を確認した後（ケアマネジャーは生活保護の申請まで頭にあったらしい）、毎月の支払い能力のぎりぎりで特殊寝台、付属品および手すりを貸与、買い物代行などの生活支援と週1回の訪問診療と訪問看護の実施を決定した。

その後、ケアマネジャーから、生活支援のヘルパーより「お酒を買ってきてほしいと、たびたび頼まれている」という話があった（飲酒は主治医からとめられている）。訪問看護時にアルコールの臭いがしたので、飲酒は主治医からとめられていることをリマインドし、飲まないように話す。

ACPの実践 1

Eさん：そんなこと言ったら、何を楽しみにしてりゃあいいんだ!!

看護師：お酒は、いまのEさんにとって毒になります。
命を縮めることになりかねません。

Eさん：俺は、もう死ぬんだろう？
こうなってしまったのは、自分が悪いからだとわかっている。でも、今の生活は生殺しだ。金だっていつまで続くかわからないし、それなのにやれ薬だ、なんだって。酒でも飲まなきゃ、やっていられない。

看護師：……（傾聴に徹してから）命を削るかもしれないお酒を飲まずにはいられないほど、今の生活はおつらいですか？

Eさん：当たり前だろう！　酒もだめ、なじみのスナックにも行けない。足が痛いから、ろくに動けもしない。あれこれ指図される。もうたくさんだ！

看護師：（沈黙したのち）いきつけのスナックがあるんですね。
ずいぶん通っていたんですか？

Eさん：だからなんだ!!　ママは美人で気さくで、あんたらの顔を見るより全然マシだ（しばらくスナックの話や自分の景気が良かったときの話になり、表情が落ち着いてくる）。

看護師：（スナックのママさんは）素敵な方ですね。それは会えないと寂しいですよね。

私は、あまりお酒が飲めないのでわからないのですが、スナックでコーヒーやウーロン茶を飲むっていうのは変でしょうかね。

Eさん：（あきれたような顔）そんな格好わるい……。

でも、まぁ、そんな客もいるけど。

看護師：（少し笑って）はい、それではスナックでは、そうしてください。お酒は飲まないでくださいね。先生もお酒は駄目だと言っていますし、私もEさんにお酒を飲んでほしくありません。

Eさん：……。

看護師：もし今度、入院したら長くなるかもしれません。

Eさんは、おうちで過ごされたいんですよね。

Eさん：それはそうだよ。死ぬまで家にいる。

看護師：それならやっぱり、お酒はよしておきませんか？

■補足■

在宅主治医は複数回にわたり説明しているが、本人が現状を理解しているかどうか、あいまいである。

肝細胞がんが進行し、発熱や下痢などの症状がある。足のむくみもあるため、現実的にスナックに通うのは難しいと思われた。

また、昔の楽しい時間の思い出は、心のよりどころになっているようであることから、スナックに行くこと自体は否定せず、飲酒については医師の指示を伝え確認をとる。

いささか、どさくさに紛れてとはいえ、最期の療養場所についての意思も確認しているが、これは再度確認し、家族の意向も聞く必要があると思われた。

●経過2

前述のACPから1ヵ月半後、自宅で吐血。自力で在宅医に連絡し緊急往診、訪問。本人は入院、延命治療を望まず、そのまま自宅療養すると譲らない。

急遽ケア会議を開き、訪問介護を増やす。同じアパートにいる男性（飲み友だち）が時々、見回ってくれることになった。

家族に連絡するが拒否される。

ACPの実践 2

Eさん：先生、あとどれくらいですか。
主治医：週単位で考えていきましょう。
Eさん：ふん。医者はみな、勝手なことを言う。
まぁ、一人で逝く覚悟はできていますわ。
（ふと看護師に）そんときは、あんたが見つけてくれるんか？
看護師：明日も来ます。誰か、ご連絡したい方はいますか？
ご家族に連絡しましょうか？
Eさん：いや、いい。あいつらも、そのほうが気が楽だろう。

■補足■
ACP記載の翌日、肝性脳症*で昏睡状態におちいる。

その2日後、訪問看護師が訪問した際、呼吸がとまっている状態で発見された。在宅主治医によって死亡を確認。家族に連絡するが、遺体の引きとりを拒否される。ケアマネジャーが自治体に連絡。

最後の「あいつらも、そのほうが気が楽だろう」という言葉は、Eさんの精一

＊肝性脳症
肝臓の働きが低下し、解毒されないアンモニアなどの物質が血中に増加し、それが脳に入り込むと引き起こされるのが肝性脳症。昼夜逆転、物の取り違え、異常行動、意識混濁といった症状から昏睡（完全な意識の消失）まで症状の程度には差がある。

杯の親心とプライドだったように思う。

　このケースでは、飲酒を許可してもいいのではないかと心がゆれた。在宅主治医に相談するべきであったかもしれない。

■考察■

　肝細胞がん末期は、倦怠感が強く、腹水、貧血、栄養不良、肝性脳症による意識レベルの低下など次々に症状が変わります。

　また、肝機能障害のため、医療用麻薬の使い方が難しい症例でもあります。

　このケースは、在宅医療・介護チームが適宜、経済状態や家族関係、症状に応じてケアプランを変更しながら、最期まで看取った事例です。対話によって明らかになった本人の望む生活を支えることができたのかどうか、飲酒の問題も含め、いろいろと再考する必要がありそうです。

　しかし、**少なくとも警察の介入を必要としない「一人暮らし」の死は、「孤独死」ではなく、支える人に恵まれた「平穏死」である**と思います。

ケース 3 再発転移した乳がん末期

Fさん（80歳）、女性。再発転移乳がん。23年前に乳がんと診断、乳房全摘後、抗がん剤治療を受け寛解。今年、腰痛で整形外科を受診し、骨転移が疑われる。

■基本情報■

●家族構成

夫は他界。長男と二女とは別世帯だが、途中から自宅近くの長女宅に同居。幼稚園のお孫さんがいる。

●経過1

57歳のときに乳がんと診断。当時の術式で乳房を全摘し、ホルモン療法を5年間継続。10年目の定期検診で左肺に転移が見つかり、開胸手術後ホルモン療法を再開。その2年後、腫瘍マーカーが上がりはじめる。

13年目、腰痛のため整形外科を受診したところ骨転移が疑われたため、手術を受けた病院を受診。骨転移をみとめ、ホルモン療法に＋ビスホスホネート製剤（後にデノスマブに変更）を開始。さらに発症から20年目に肝転移が見つかり、抗がん剤治療を開始。この時点で、近隣の長女宅に同居し訪問診療の依頼が入る。

今年に入り腫瘍マーカーが上がり続け、転移巣がはっきり大きくなっていることを告げられた。

●本人と家族の意向

本人／抗がん剤治療は、もういい。

孫を怖がらせたくないので、最終的には病院でいいと思っている。

長女／病院の医師に対して不信感がある。

母はがんばってきたのだから、最期は家で看取りたい。

ACPの実践 1

主治医：大学病院へは、もう行かないと言ったそうですね。

Fさん：ええ、もう抗がん剤治療はつらくて。

それに今度の先生はあまり……。

看護師：担当が変わったんですか？　何かありました？

長　女：今度の先生は若い女医さんなんですけれど、母が「ちょっと、つらい」というようなことを言ったら、今は、乳がん患者さんは、みながんばって20年、30年と治療を続けるのが当たり前なんですよって。なんか、母が悪いみたいに言うんです。もう腹が立って、腹が立って。母がどんなに苦しい思いをして闘病してきたか私は知っているので、「あなたに何がわかるの?」って怒鳴りそうになりました。

Fさん：(娘さんの膝に手をおく)

主治医：そうでしたか。娘さん、Fさん、ごめんなさいね。Fさんと娘さんが、そのとき、そのときで一番いい選択をして、がんばってきたことは、私たちも知っています。本当によくがんばってきたと思いますよ。

Fさんの今日の体調はどうですか。

Fさん：まぁまぁです。ちょっとだるいんですけど。

主治医：だるさを1から10であらわすとしたら、どのくらいですか?

Fさん：2か3くらいですかね。

長　女：抗がん剤をやめてから、食欲が少し戻ってきたようです。

主治医：あぁ、それは何よりだ。抗がん剤治療は、もういいや?たとえば病院を変えて、もう一度、仕切り直すこともできますよ?

Fさん：(首を振って)もういいです。

●経過2

3週間後、主治医の診断では、肝機能が低下し、厳しい状況であり1ヵ月はもたないだろうとのこと。本人、家族に状況を伝え同意を得る（この前日、訪問看護時に、今後の見通しを伝えることは予告している）。

食欲は戻っているとは言っているが、実際はわからない。だいぶ体重が落ちて動作がつらくなってきている様子。

ACPの実践 2

主治医：今日はね、昨日、看護師さんに伝言したように、これからの見通しをお話しようと思ってきました。ちょっとつらいこともあると思います。聞いていてつらいときは、いつでも言ってくださいね。

Fさん、長女：……。

主治医：大丈夫ですか?

Fさん、長女：はい。

主治医：（Fさんの病歴を改めて振り返り）本当によくがんばってきました。手術や抗がん剤も、その時々できちんと対応してこられた。娘さんも、お母さんをよく支えてくださいました。

Fさん：娘が一緒に住んでくれて、本当にありがたくて…。

主治医：そうですよね。それでね、これからの見通しですが、肝機能が厳しく体力がだいぶ落ちています。
私の考えでは、これからは週単位で考えていったほうがいいだろうと思います。痛みや呼吸のつらさをうまくとりながら過ごすことを考えていきましょう。

Fさん：週単位って、あの…。

主治医：（うなずく）ええ。

Fさん：あと2、3ヵ月は大丈夫かと思っていました。5月の節句は、孫と一緒に鯉のぼりをあげようねって……（絶句する）。
そう、そうですか……。

主治医：鯉のぼりですか、それはお孫さんも楽しみですよね。
今の医学では、実際のところは正確にはわからないのです。ですから、まず1週間、そして次の1週間というふうに考えていきませんか？

（Fさんはうなずき、娘さんはぽろぽろ涙を流している）

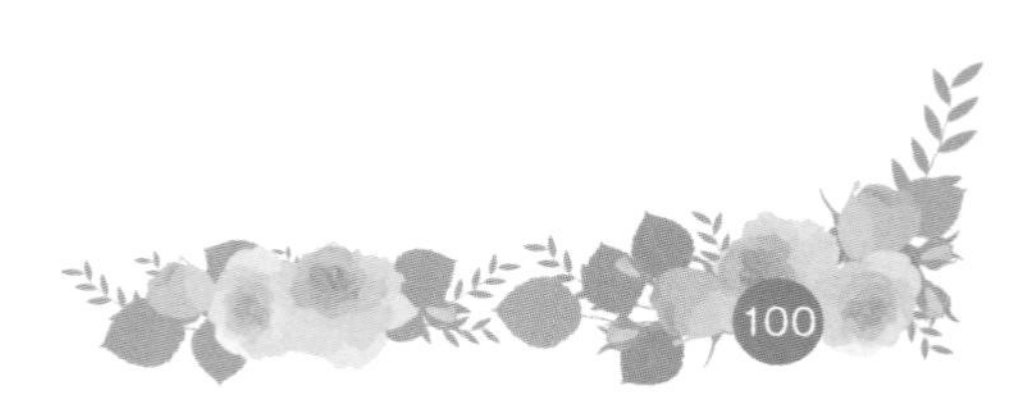

■補足■

闘病生活が長かったためだろう。Fさんは、比較的おだやかに在宅主治医の話を受け入れたようである。これに対して娘さんは大きく顔をゆがめたので、その後、ていねいにお二人の気持ちをうかがうことが必要と思われた。

ACPの実践 3

主治医：それでね、今日はちょっと厳しいことをお聞きしますが、Fさんは、これからどこで過ごされたいと思っていますか？

Fさん：娘には迷惑かもしれないけれど、孫の顔も見られるし、できるだけここで過ごしたいと思います。いざとなったら病院で……。

主治医：わかりました。大丈夫ですよ。何かあったら、いつでも飛んで来ますからね。看護師の連絡先もわかっていますね？（Fさん、うなずく）

長　女：お母さん、病院に入ることなんてないのよ。

Fさん：でもね、○○ちゃん（お孫さん）に怖い思いをさせたくないから。

長　女：……。

主治医：病院は、いつでも利用できるように手配しておきます。

今、慌てて決めることはありませんよ。
（娘さんに）ご主人とも、よく話し合ってみてください。
今はとにかくできることを、できるだけやっていきましょう。
何か聞いておきたいことはありますか？（二人とも思いつかない）。
明日、看護師がまた来ますからね。
わからないことがあったら、なんでも聞いてください。

■補足■

当院では、予後を伝えた次の日には、必ず看護師か医師が顔を出すようにしている。一晩たつと、不安が大きくなったり、具体的な質問が出てきたりするからである。

このケースでは、翌日に予後を聞いたときの気持ちをうかがった。

ACPの実践 4

看護師： 昨日は眠れました？
Fさん： いいえ、いろいろ考えてしまって…。
でも、今朝は落ち着いています。

看護師：そんなご様子ですね。昨日、先生のお話を聞いてどう思われました?

Fさん：……予想より短いなって。
それはショックでしたけど、でも、ちょっとホッとしました。

看護師：ホッとした?

Fさん：ええ。あぁ、これでようやく楽になるなって…。変ですか?

看護師：いいえ。そう思われる方は案外おられますよ。Fさんは、ずっとがんばってこられたから、ホッとするのでしょう。

Fさん：これで点滴もしなくていいと思うと、なんだか嬉しくて。
あ、看護師さんのせいじゃないですよ(笑う)。

看護師：(笑って)ええ、わかっています。ただ、これから食欲が落ちたりするときに点滴で栄養を入れたほうがいいのか、考えることもあります。
点滴がおいやでしたら、私や先生に言ってくださいね。

Fさん：(点滴の跡で青黒くなった腕をさすりながら)
「いや」って言ってもいいんですか?

看護師：ええ、大丈夫です。今の医学では、点滴をしないほうが楽だという意見もありますし、Fさんのお気持ちは先生にもお伝えしておきますね。
よく相談しましょう。そのほか心配なことはありますか?

Fさん：娘がね、私のことで△△さん（ご主人）と話し合ってくれたんです。（涙ぐんで）あの子ったら、絶対に家で看るって言い出して…。△△さんも、いいよと…。

看護師：やさしい娘さんですね（うなずいて、沈黙）。

Fさん：その気持ちは本当にありがたいですけど、やっぱり○○ちゃん（お孫さん）が怖いんじゃないかと思って。人が死ぬ姿を小さい子に見せるなんて…（初めて〝死〟という言葉が出る）。

看護師：もし、お孫さんの心配がなかったら、おうちでずっと過ごしたいと思われますか？

Fさん：（ちょっと考えて、うなずく）。

看護師：こういうとき、小さなお子さんに、なんて話したらいいのかを説明したパンフレットがあります。持って来て娘さんに、お渡ししておきましょうか？

Fさん：あぁ、そんなのがあるんですか。

看護師：昔は、おうちで過ごすのが当たり前でしたから、そんなパンフレットは必要なかったのでしょうが、今はけっこう使われています。

Fさん：お願いできますか。

（痛みのアセスメントと医療用麻薬の使い方について説明）

■補足■

Ｆさんは、娘さんの希望を受け入れ、最期まで家で過ごすことになった。

Ｆさん自身は「病院でもいい」と言っていたが、お孫さんを案じる気持ちのほかに不安もあると考えられるため、医療・介護チームが24時間体制で応じられること、限界だと思われたら病院へ入院できることを再度伝えた。

■考察■

「悪い知らせ」を伝える好例です。

また、「もし○○だったら、どうしたいか」という仮定の質問を的確に使うことで、療養場所、延命治療に対する意向がより具体的になってきます。

しかし、最後の最期まで、ゆらぎ続けるのが人間です。その変化は当たり前であること、きちんと対応できることを伝え続けることが、その人らしい最期を支えることにつながります。

最期まで点滴をすると、顔も身体もむくみ、もがき苦しむ結果、管だらけになって溺れ死ぬようなことになります。こう説明すれば、多くの人が「平穏死」を選ぶことでしょう。

いずれにしても、がん療養は、最期の 10 日間をどう支えるかに尽きます。点滴はできるだけ控え、熟練した緩和ケアを受けることに尽きるのです。

しかし、〝生〟に執着する家族がそれを拒むことがあります。点滴もしないのは耐えられない。何もしないと後々、親戚から何を言われるかわからない――。

では、いったい「誰が」困るのですか?

本人でしょうか、家族でしょうか。

むしろ、家族がいない天涯孤独のお一人さまのほうが、100%平穏死が叶うと断言できるほどです。

あなたの選択は、本当に「大切な人」のためになりますか?

ときに医師や看護師、そしてケアマネジャーは、こうした質問を口にする勇気を持たなければいけないと思います。

＊石飛幸三（いしとび・こうぞう）先生

1935 年生まれ。慶應義塾大学医学部を卒業。ドイツで血管外科医として勤務後、東京都済生会中央病院で外科医として勤務、同病院の副院長を経て 2005 年より世田谷区立特別養護老人ホーム「芦花ホーム」の常勤医師。2010 年に「口から食べられなくなったら、どうしますか?」と、無理な医療を控えて穏やかに最期を迎える「平穏死」を提唱した著書がベストセラーになる。あるべき終末期医療の議論に一石を投じ、現在も全国で講演活動を続ける。

がんの平穏死を阻むもの

2017年6月13日、野際陽子さんが肺腺がんのために81歳で亡くなられました。2度の手術と3度の抗がん剤治療と並行して、仕事もしながらの3年間だったそうです。訃報を聞いた多くの人は、まるで事故か何かで突然死されたように感じたらしいですね。

しかし、野際さんは、決して奇跡のがん患者であったわけではありません。

がんで亡くなるということは、そういうことなのです。

急激に体力が低下するのは最後の1ヵ月、いや10日間程度。終わってから振り返れば本当にあっという間で、介護認定を申請しても、認定されたときにはもう亡くなっているケースが少なくありません。

しかし、亡くなる直前まで食べて会話し、トイレに行く人は、いくらでもいます。がんになっても、自分らしく、いつも通りの普通の生活を送っていたほうが、気力を保つことができるのです。

野際さんの場合も、亡くなる直前まで女優として演じ続けました。そんな患者さんは、実は、たくさんいます。これは一体どういうことでしょう。

答えは簡単、皆さん「平穏死」だったのです。

平穏死とは、*石飛幸三先生の造語で、自然死、尊厳死と同じ意味です。

終末期以降の延命治療を断る一方、緩和ケアをしっかり受けた結果の最期です。たとえ肺がんでも、管一本ない、きれいな最期です。胃がんや大腸がんなど、お腹のがんでも最期まで食べることができるし、腹水で苦しむこともありません。

●人生の最終段階における医療に関する意識調査●

末期がんの場合　最期を迎えたい場所

末期がんで、食事や呼吸が不自由であるが、痛みはなく、意識や判断力は健康なときと同様の場合、最期を迎えたい場所は「自宅」を希望する回答が最も多かった。

	医療機関	介護施設	自宅	無回答
一般国民	18.8%	1.4%	69.2%	10.5%
医　師	20.5%	3.5%	69.4%	6.7%
看護師	22.6%	3.0%	68.0%	6.4%
介護職員	22.7%	2.4%	69.3%	5.7%

重度の心臓病の場合　最期を迎えたい場所

慢性の重い心臓病が進行・悪化し、食事や着替え、トイレなどの身の回りのことに手助けが必要な状態だが、意識や判断力は健康なときと同様の場合、最期を迎えたい場所は「自宅」を希望する回答が最も多かった。

	医療機関	介護施設	自宅	無回答
一般国民	10.8%	0.6%	70.6%	18.0%
医　師	19.0%	2.6%	68.0%	10.4%
看護師	21.8%	1.9%	65.8%	10.5%
介護職員	19.9%	2.3%	70.8%	6.9%

認知症の場合　最期を迎えたい場所

認知症が進行し、自分の居場所や家族の顔がわからず、食事や着替え、トイレなど身の回りのことに手助けが必要な状態で、かなり衰弱が進んできた場合、最期を迎えたい場所は「自宅」を希望する回答が最も多かった。

	医療機関	介護施設	自宅	無回答
一般国民	3.4%	0.5%	63.5%	32.5%
医　師	4.6%	2.5%	73.9%	19.0%
看護師	6.5%	5.8%	64.8%	22.9%
介護職員	7.9%	3.9%	78.9%	9.2%

※末期がん、重度の心臓病、認知症とも、医療上は回復の見込みはなく、およそ1年以内に徐々に、あるいは急に死に至ると判断されている。

厚生労働省2018年「人生の最終段階における医療に関する意識調査 報告書」より

事例編

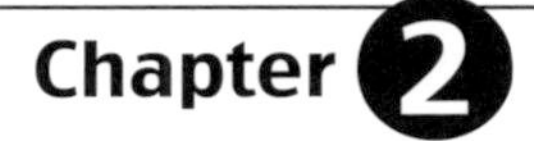

非がん疾患の ACP

　近年、非がん疾患への緩和ケアや終末期ケアが注目されるようになりました。これまで、がんに偏っていた緩和ケアの範囲を広げ、苦しむ人すべてがおだやかに、最期まで自分の慣れ親しんだ地域で過ごすことができるように支え、本人や家族が「生・老・病・死」を受け容れるためにもＡＣＰの普及が急がれます。

非がん疾患の経過モデル

◇非がん疾患におけるACPのポイント

非がん疾患は、がんとは違って明確な終末期という一線がありません。病気の悪化や転倒などによって身体機能が低下し、積極的な治療やリハビリテーションで状態が一時的に改善するということをくり返しながら、徐々に終末期に向かって行きます。ただし、心不全やCOPDの場合は、突然の急変、突然死というアクシデントに見舞われる可能性もあるので、比較的、元気なうちからACPをスタートすることが大切です。

認知症は一部をのぞいて、だらだらと続く下り坂を歩いて行くように症状が進行し、徐々に意識レベルが低下し終末期を迎えます。老衰も、これといって大きな疾患がないのにもかかわらず、徐々に身体機能が衰え、誤嚥性肺炎*などをくり返し終末期へと向かいます。

非がん疾患では、長い経過の中で本人と家族が疲れてしまわないよう、ナビゲーションの意味を含めたACPを重ねていくことが重要です。

＊誤嚥性肺炎
誤嚥性肺炎には、食べたり飲んだりしたものが食道ではなく、誤って気管支に入り込むことで起こる「顕性誤嚥」と、睡眠中など本人が気づかないうちに唾液や胃酸が気管支に流れ込む「不顕性誤嚥」の２つがある。誤嚥性肺炎は、不顕性誤嚥による肺炎が多い。

がんの経過とACPのポイント

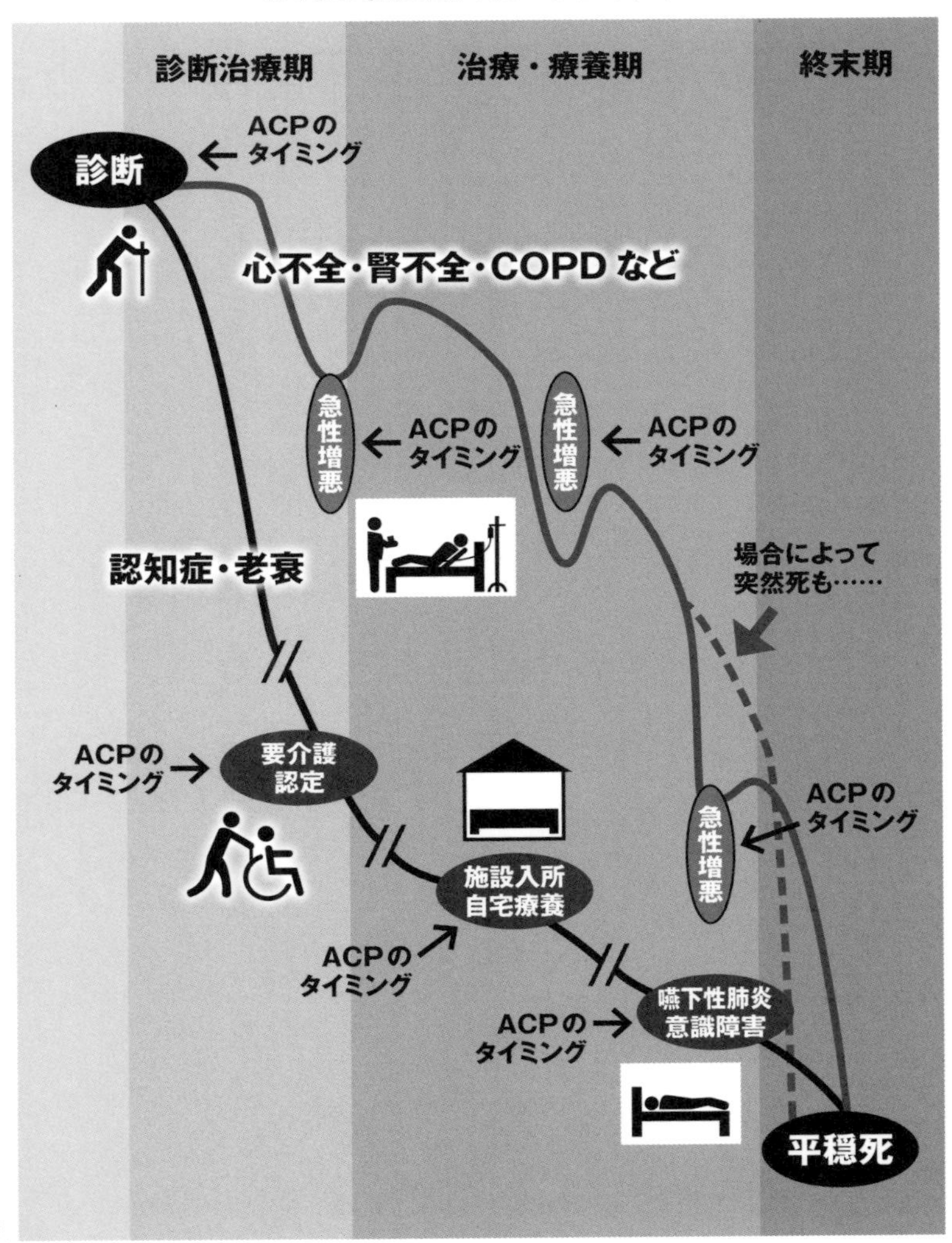

ケース1 COPD（慢性閉塞性呼吸疾患）の急性増悪

Gさん（80歳）、男性。血痰と呼吸困難、発熱。軽度の認知機能障害。

■基本情報■

●家族構成

妻と二人暮らし。二人の息子さんとは、別居。

●経過1

60代でCOPDと診断。

徐々に進行する低酸素血症*のため、在宅酸素療法を導入。ふだんから咳や痰、身体を動かしたときの息切れが強い。

この数年、感染や血痰による入退院を、年1回のペースでくり返しているが、X年2月に発熱と血痰で入院。

栄養障害、呼吸時の異常音があり、座ったままで努力呼吸。

＊低酸素血症

低酸素血症とは、肺機能の低下によって酸素交換が不十分となり、動脈血中の酸素が不足した状態。低酸素状態が続くと、肝臓や腎臓の機能障害、呼吸困難、心不全、昏睡などを起こす。

●**本人と家族の意向**

本人／以前は、人工呼吸管理を拒否していた。
現時点の意思は明らかではない。

妻／NPPV*（非侵襲的陽圧換気）を導入したことで、その後、元気に過ごすことができたので良かった。
気管切開についてはイメージができず、決断ができない。

長男、次男／不明

ACPの実践 1（院内）

COPDによる入院時に、病院から「①今後の説明を受けたいかどうか、②呼吸困難、寝たきりといった将来に対する不安、③苦痛を軽減するために医療用麻薬などによる緩和医療を受けたいかどうか、④人工呼吸管理を行うかどうか、⑤心肺延命処置の是非、⑥意思決定の主体（本人か家族か）」を質問している。

Gさんは、①今後起こりえること、治療の効果と限界の説明を受けたい、②家族へ迷惑をかけること、動けなくなることが不安、③緩和医療を受けたい、④人工呼吸管理は、そのときに考える、⑤延命処置は希望しない、⑥いろいろな決定

＊NPPV（noninvasive positive pressure ventilation）
非侵襲的陽圧換気は、マスクなどを使用して、上気道から機械的に陽圧をかけて換気を行う方法。気管を切開しないので会話したり、口から食べることが可能。

は自分で決める、としていた。

●経過2

抗生剤、止血剤の投与および呼吸リハビリテーションで、いったん改善。

自宅への退院希望が強く、本人と家族の同意のもと、夜間のみNPPV（非侵襲的陽圧換気）を導入。COPD管理の経験がある在宅医と訪問看護ステーションを紹介。退院時カンファレンスの際、院内でのACP記録を提供。

退院後は、在宅酸素とNPPVを併用し、徐々にベッド周辺の生活になるが、車椅子で外出したり、食欲もあり笑顔で過ごしていた。

ほぼ1年後のY年、排痰が困難になり呼吸不全が進行、24時間NPPVとなった。

また、軽度の認知機能障害があらわれる。

○月、相当量の血痰と呼吸苦が出現。酸素飽和度82％。在宅主治医は、在宅継続の意向と侵襲的人工呼吸*に関する意思決定が必要と判断し、意識がはっきりしている時間帯を選んで、自宅にてケア会議を行った。

＊侵襲的人工呼吸管理
気管を切開してチューブを入れて行う人工呼吸療法。気管を切開するので声が出しにくく会話が困難になり、また、痰の吸引、気管チューブや気管切開部の管理が必要になる。

ACPの実践 2（自宅）

主治医より現状の説明があり、本人と家族の意思を教えてほしいと伝える。

Gさん：…………（しばらく沈黙）。考えたくないなぁ……。

看護師：たとえば今つけている鼻マスクと点滴などで、できる限りの治療をしても症状がつらいときは、一時的にのどにチューブを入れたり、のどを切開して人工呼吸を続けてほしいですか。

Gさん：……、そんなのわからないよ。そのときにならないと……。先生とかみさんにまかせるわ。

■補足■

病院でのACPでは「自分で意思決定をする」としておられたが、現時点では奥さまに頼っている様子である。奥さまと一緒に本人の過去の意向を確認。

看護師：ご主人と、回復が難しくなった場合のお話し合いをしたことがありますか？

奥さま：ええ、寝たきりはいやだから「延命はしないでくれ」とは言っていました。

もう何回も生き死にをくり返しているから、しんどいって（涙ぐむ）。

あぁ見えて気が小さい人ですし、もう痛いことはさせたくありません。

鼻のマスクを選んだときも、最初はいやだって言っていたんですよ。

でも病院の先生に「一時的なものだから、外すこともできますよ」と言われて……。それで、これまでなんとか元気に過ごしてきましたから、
今度もどうなのかなって……。

看護師：そうですね……。

主治医：厳しいお話になるかもしれませんが、今回、のどにチューブを入れる方法を選択した場合、管を抜くのは難しいと思います。
おそらく気管切開をして、呼吸器を入れたままで生活をしていく可能性が高いでしょう。

奥さま：のどに管を入れても、家で生活できるんでしょうか。

（看護師から、人工呼吸器を装着した際の痰の吸引、経管栄養の必要性を説明。

家族の協力は必要だが、看護師の手を増やすこともできると話す）

奥さま：……。でも、話もできない、食べられないってことですよね。今、私だけで決めることはできません。ちょっと待ってください。

看護師：難しい決断ですよね。お気持ちはわかります。おつらいかもしれませんが、もう一度、ご主人の気持ちを聞いてみてくださいませんか。息子さんたちには相談されていますか？

奥さま：……いいえ。あの子たちには、あの子たちの生活があるから……。

看護師：あとから聞かされるのは、息子さんたちにとっても、おつらいかもしれませんか。お話してみませんか。

奥さま：そう、そうですね。

■補足■

後日、息子さん二人が実家に戻り、家族で話し合いがもたれる。その際に、侵襲的人工呼吸管理は行わないことで合意（奥さまの話によると、衰えた父親の姿を目の当たりにして二人はショックを受けたようだが、両親の意思を尊重すると言ってくれたそうである）。奥さまも、責任を分担してくれる家族がいる安堵感がみられた。書面などでの「事前指示」はないが、本人の意向も入っていることを確認。今回は、はっきりと自分の言葉で意思を表出している。

ACPの実践 3（自宅）

Gさん： 80歳まで生きたしね。家内が看取ると言ってくれたから、家で死にたい。それまでは子供と話がしたいから、このまま（NPPVのこと）でいいです。

奥さま：（かたわらで静かに座っている）

看護師： そうですか。Gさんと奥さまのお気持ちはわかりました。私たちもできる限り、お手伝いさせていただきます。

●経過3

半年後、徐々に意識レベルが低下、痰の貯留が進行した。奥さまは痰の吸引を見事にこなし、看護師の補助のもとで看病を続けていた。その半年間は、息子たちが頻繁に顔を見せ、久々に4人がそろう時間が持てたという。

○月○日、NPPVをいやがるそぶりがあったため、奥さまと相談し医療用オピオイドを投与。そのまま24時間NPPVを継続。意識消失後、CO_2ナルコーシス*が進行し、その3日後、家族に囲まれ眠るように亡くなられた。

通夜の席上、奥さまから「本当にこれで良かったんでしょうか。人工呼吸を選

***CO_2ナルコーシス**

二酸化炭素の排出が不十分となり、血中の二酸化炭素濃度が著しく上昇した状態をCO_2ナルコーシスという。体の中に二酸化炭素がたまってくると、呼吸中枢や神経中枢が抑制されて呼吸をしなくなり、最終的には意識障害や昏睡状態に陥る。

んでいたら、まだ生きていたんでしょうか」という言葉が聞かれたが、2ヵ月後に連絡をすると**「やっぱり、これで良かったんだという気持ちになってきました。主人も満足して逝ったと思います」**と言われた。

気持ちが上向いてきたようで、安心した。

■考察■

COPDは、今後、増加が予想される疾患の一つです。

終末期は、呼吸困難や倦怠感、衰弱、抑うつと不安、そして身体の痛みが高頻度に出現し、肺がん末期よりも苦痛が強いという調査報告もあります。終末期の経過を正確に予測することは難しく、本人や家族の意思を確認できずに心肺蘇生やチューブを挿管する人工呼吸管理を受けるケースが圧倒的に多いのも特徴です。

長期NPPV症例は、人工呼吸管理をNPPVまでにするか、侵襲的呼吸管理にするかの選択の問題が必ず出てきます。医療者がNPPVを上限と考えがちなのに対し、本人や家族は医療者の予想に反して侵襲的な人工呼吸まで望むことが少なくありません。

また、侵襲的な人工呼吸管理が「悪い」とは誰も言いきれないのです。

実際、このケースでも、最後の段階で侵襲的呼吸管理を選択するという可能性もありました。

終末期の意思決定は、症状の変化に影響されます。したがって症状が安定している時期に、本人や家族に対して「半歩先のＡＣＰ」をくり返すことが終末期のＱＯＬを維持・改善する鍵になると思われます。

ケース2　慢性腎不全の終末期でのＡＣＰ

Ｈさん（90歳）、男性。糖尿病性腎症で血液透析導入、認知機能低下、動脈硬化、慢性心不全、要介護1。

■基本情報■

●家族構成

夫婦で二人暮らし。妻は認知機能障害があり「長男にすべてまかせている」と言う。二男一女。

訪問診療やデイサービスを利用している。

糖尿病性腎症の増悪で入院後、せん妄が出現。血液透析の導入は、長男（キーパーソン）を中心に家族の同意のもとで実施された。内シャント造設後、在宅療養となる。

●経過1

当初より、本人が血液透析導入の事態を理解しているのかどうか、意思確認は困難であった。しかし、家族の強い希望で血液透析導入となる。導入後は、自宅で療養しながら送迎車を利用して週3回、1回4時間の透析を実施。

透析3年目、シャントトラブルで入院。再度のシャント造設が難しいため、長期留置型のカテーテルを埋め込む。退院後も透析を続けていたが、カテーテルトラブルなどアクセス経路に難渋する。循環動態が不安定であり、循環器への負担が懸念された。

また、透析中に「痛い痛い」と叫びながら穿刺部を触り、透析回路をたたくなど不穏な状態におちいることがしばしばあった。

透析医から、血液透析が患者にとって苦痛になっていると指摘される。透析の見合わせを含め、今後の対応について相談してもらうことになった。

●本人と家族の意向

本人／認知機能障害が進み、意思表明は困難だが、透析そのものが苦痛になっているいる様子がうかがえる。

妻　／不明

長男、次男／透析を続けてほしい。

※病院の主治医／透析治療のリスクが利益を上回るため、透析離脱を提案。

ACPの実践 1（次男の録音から）

長　男：4時間の透析が耐えられないと言うんだったら、時間を半分にするとかできないのでしょうか。

主治医：ご本人は透析そのものが、もう受け容れられないようです。また、Hさんは心機能の低下が著しく、透析中に突然死のリスクがあります。血管へのアクセスも難しいですし、第一に抑制しなければ安全に透析をできない状態です。治療を見合わせることが、ご本人の「最善」の選択である、という考え方もできるのではないでしょうか。

長　男：もし透析を中断したら、どれくらい生きられるのですか。

主治医：一般的に、1週間から10日前後で亡くなる可能性が高いと思います。
長　男：……。
次　男：先は長くないという覚悟はしていますが、今、透析をやめたら本人に「死ね」と言うようなものじゃないですか。
主治医：一度、皆さんで話し合ってみてください。

■補足■
長男は、病院内でのACPは一方的に言い訳を伝えられただけで終了したように感じたと言う。その日、訪問看護師とケアマネジャーが同席のもとで、家族と本人の話し合いが行われた。

ACPの実践 2（次男の録音から）

長　男：お父さん、今日、○○（次男）と病院に行ってね、お父さんのことを聞いてきたよ。医者が言うには、今の状態で透析を続けることは難しいそうだ（ここで言葉につまる）。
Hさん：……。
看護師：Hさんは、最初に透析を受けられるときは「いやだ」とおっしゃっていたんですよね。

でも、今までがんばって続けてこられた。

Hさん：（ちょっと顔をしかめる）いやだな。

看護師：今は、ということですか？　透析はしたくない？

Hさん：うん。もう、いい。

長　男：本当に？（ためらって）透析をしないと、死んじゃうかもしれない。

Hさん：……（無表情）

看護師：もし、透析を控えた場合、お医者さまは週単位で悪くなっていくと言われています。

透析を続けた場合、もう少しがんばれるかもしれません。

Hさん：……（顔をそむける）

次　男：……透析をしないと苦しいんじゃない？

看護師：そうですね。

Hさんの状態からすると、苦痛は緩和できると思いますが、だいぶ心臓が弱っておられるので、自宅での療養が難しくなる時期がくるかもしれません。

長男、次男：……。

■補足■

この時点での結論は、明確ではない。次回の透析は2日後であり、それまで本人と家族とで話し合いを続けることになった。何か知りたいことがあれば、いつでも連絡してほしい旨を伝えた。

●経過2

透析日、長男が送迎車に同乗し、父親の様子を確認。このとき、車椅子で透析室に入る父親の力ない背中をみて「もういいな」と感じたと言う。

家族がいる安心感からか拘束や鎮静なしで、なんとか2時間の透析を行い、帰宅。翌日、長男より病院および訪問看護ステーションに「透析をやめる」と連絡があった。

ケア会議を開き、医療・介護体制を調整。今後出現すると思われる呼吸困難やせん妄、吐き気・嘔吐、消化器症状などへの対処法に関する説明を改めて行う。病院で診察を受けたあと、長女がいったん自宅に戻って、介護保険と医療保険を利用しながら家族で看ることで合意。

また、緊急入院の必要性を考え、透析病院へバックベッドを確保したいと打診、後日了承を得る。

奥さまは「すみません、すみません」と、ひたすらつぶやいている。奥さまへのケアが必要であると思われた。

■考察■

透析導入時の年齢は、年々、高齢化しています。

日本では諸外国とは異なり、腎不全末期は血液透析や腹膜透析へ当然のように移行、最終的には医師の判断のもとで中止がなされてきました。

しかし、ここ数年は、高齢で心不全、がん、認知症を併発した際に、危険をおかしてまで透析を導入・継続するのか、また、本人の死生観や価値観を考慮せずに導入・継続するべきなのかが、ようやく議論されるようになってきています。


先進的な病院、クリニックでは、透析導入以前に①判断能力がなくなったら透析治療を中止する、②複数の医師により透析治療のリスクがメリットを上回ると判断された場合、家族の同意を得て透析治療を中止する、などの「事前同意書」をとるようになりました。

一方、2011年の全国腎臓病協議会の調査によると、重症の認知症で判断力を失った場合、「透析をどうしますか」という質問に対し「透析を続けたい」という意見が33%を占め、とくに70歳以上では続けたいという意見が4割以上を占めています。

ケース2の事例は、本人が透析に対し「いやだ」と口に出して意思を表明できたこと、医師がリスクが上回ると判断したこと、そこに家族の同意があり「透析を離脱」する決定がなされました。

しかし、透析を離脱した末期腎不全の管理については、未だに標準的なものはなく、さまざまな困難が想定されます。あるいは透析量を絞って、緩和ケアと並行しながら最期まで継続するほうが「最善」であるケースもあるでしょう。

2型糖尿病から糖尿病性腎症、血液透析へ移行する事例が増えるにしたがって、ケース2のようなACPを必要とする場面が増えてくると思われます。

ケース3 認知症で食事摂取量が減り、胃ろう造設をめぐるACP

Iさん（89歳）、女性。アルツハイマー型認知症、慢性心不全。

■基本情報■

●家族構成

三姉妹の末っ子である三女と二人暮らし。長女と次女は県外に嫁いでいる。

●経過

当初、Iさんは施設に入所していたが、三女の離婚を機に退所し、3年前から同居している。在宅介護、デイサービス、在宅訪問看護を利用。

徐々に食事摂取量が低下してきたため、1000㎖/日の点滴を実施。あとは三女が自己流の流動食を口元に運び、飲み込ませている（流し込んでいる）。同居の三女は、胃ろうの造設を強く希望しているが、長女と次女は反対の意見である。過去に「もしも話」をしたことはなかったので、本人の意思を推定することが困難。三人が集まり、自宅にてACPを実施。

●本人と家族の意向

本人／現時点では不明。

三女／胃ろう造設を希望、母にはがんばってほしい。

長女、次女／胃ろう造設には消極的。

ACPの実践

看護師：今日はお忙しいところ、ありがとうございます。お電話でもお伝えしたように、お母さんのご様子ついてお話できればと思います。

※現状と、まったく食べられなくなった場合の選択肢として、経管栄養と胃ろうのメリット・デメリット（管の抜去、心不全の悪化など）、人工栄養を行わない場合の予後予測を説明する。

三　女：だから胃ろうを作ってもらったらいい、と思うの。

長　女：胃ろうって、あれでしょ？　胃に管を入れるやつ。

次　女：やっぱり胃ろうは、やらなくていいんじゃない？

三　女：どうして？　無理に食べさせると、かえってむせたり身体に負担がかかるってことなんだから、胃ろうをつくろうって言ってるのよ。

長　女：お母さんにはがんばってほしいけど、年だから手術をしてまでは…。

次　女：私もそうだわ。

三　女：でも、お母さんは、まだがんばれるわよ。

次　女：認知症で食べることもできなくなるって、お母さんが可哀想だわ。

三　女：姉さんは一緒にいないから、わからないのよ。

長　女：そうね、○○子（三女）がずっと看てくれているんだもんね。
ごめんね、手伝えなくて…。

三　女：今、そんなことを言っているんじゃないの！

次　女：……。ごめん。でもお母さんは、美味しいモノが好きだったじゃない？
小さい頃にケーキを山ほど焼いてくれて、こんなに食べられないよ～なんて大騒ぎしながら食べてさ。なんだか、強制的に胃に栄養を流し込んで生かされるって、違う気がしてしまうの。

三　女：……（怒りと哀しみの表情）。

看護師：胃ろう自体は、とても優れた栄養法です。たしかに多くの場合、飲み込む力が弱くなって胃ろうに頼る生活になることがほとんどですが、胃ろうをつくったあとで飲み込む訓練ができれば、また元気に食べられるようになる方もいますよ。
嚥下リハビリで、再び口から十分に食べられるようになれば、胃ろうを外すこともできますしね。私が看ている方の中にも、必要な栄養分の大部分を胃ろうからとって、あとは「お楽しみの食事」として一口、二口を楽しまれている男性がいます。

三　人：！

看護師：たとえば、もはや意思疎通ができない寝たきりの段階で胃ろうをつくった場合は、アンハッピーな胃ろうだと思います。次女さんがおっしゃったように、強制的な面がありますから。
皆さんのお母さんの場合は、幸い今もご自身の口から飲み込める状態なので、ハッピーになる可能性はあります。

三　人：……。

看護師：もう一つ考えていかなければいけないのは、いつかは100％胃ろう栄養になるときが来るということと、お母さんは心不全があるので全身が衰弱してきたら、むくみで苦しまないように徐々に注入量を減らしていかなければいけないという点です。
これは決して遠い将来ではないと思います。

長　女：……、そんな……。

看護師：（沈黙し、うなずく）将来、その可能性が必ず出てきます。

もし、ご自身が、今のお母さんの立場だったらどうでしょうか。
お母さんにとっての幸せが何かを考えていきませんか。

■補足■

話し合いは1時間ほど続き、泣き笑いの中で、母親がこれまで娘たちにどう接していたか、どんなに料理上手だったたか、という話に終始した。看護師は聞き役に徹し、医療的なアドバイスを求められたときに応じるにとどめた。

美味しいものを家族で食べたときの「あぁ、幸せねぇ」という母親の口ぐせを思い出し、最終的に母親の「幸せ」を優先することで報いようと、胃ろうは造設しないことで合意した。

当初は三女がキーパーソンかと思われたが、最終的に長女が決断をし、二人がそれに合意した形である。

一方で、最後まで口から美味しいものを食べてもらうために、口腔ケアと嚥下リハビリを看護計画に取り入れることも決定された。

三女が積極的に介護にかかわりたいという意思を示したため、嚥下食の調理方法と褥瘡管理、痰の吸引などを指導することになった。

■考察■

「食べることは生きること」。この言葉は真実です。しかし、これまでの医療現場では、食べる量が減ると誤嚥性肺炎を起こすからという理由で、安易に胃ろうをすすめられるケースが少なくありませんでした。

ＡＬＳ*に代表される神経難病や特殊な脳梗塞を除き、口から食べる喜びを簡単にあきらめてはいけません。このケースの看護師が言うように、胃ろうは、最も優れた人工栄養法です。メディアが「胃ろう」を目の敵にしたためか、胃ろうはすべて拒否すべきものという風潮があるのは困ったことです。

高齢者であっても、胃ろうのメリットがデメリットを上回ることがあります。それを実現するには、少しでも食べる機能が残っているうちに、胃ろうの造設に関するＡＣＰをはじめるべきでしょう。

また、意思決定支援の場では、最初こそハッピーな胃ろうであっても、2～3年後にはアンハッピーな胃ろうに変わり、本人と家族を苦しめる「過剰な延命治療」になりかねない、と常に頭に入れておく必要があるでしょう。

このケースでも、それを理解したうえで胃ろうを造設する、という選択肢もあったかもしれません。

***ALS（筋萎縮性側索硬化症）**
ALSとは、脳や末梢神経からの命令を筋肉に伝える運動神経細胞が障害され、筋肉が徐々にやせていく病気。

ケース4　何度もくり返す誤嚥性肺炎、治療のやめどきをめぐるACP

Jさん（94歳）、女性。動脈硬化性の認知症、心不全、全身の衰弱。

■基本情報■

●家族構成

20年前に自宅で夫を看取ったあと、86歳まで一人暮らしをしてきた。現在は、長男宅で同居（長男の妻、二人の孫）。4人の弟妹はいるが、互いに疎遠。

●経過

数年前から、誤嚥性肺炎で入退院をくり返す。入院をしないまでも発熱、脱水に伴う非典型的な症状（ぼーっとする、おかしなことを言う、など）もみられ、在宅で抗菌薬を点滴投与することもしばしばであった。

1日中寝たきり状態であり、嚥下機能も低下している。今度、肺炎を発症した場合は、耐性菌に配慮して広域抗菌薬の使用と、1日2回の注射が必要となり、全身管理が必要になるなど、在宅療養の限界に近づいている。

また、入院しても多剤耐性菌*に配慮して抗菌薬を併用するとなると、副作用のために、かえって苦しめることになりかねない。看取りの場所の確認と積極的治療の是非についてACPを行った。

●**本人と家族の意向**

本人／現時点では不明。
ただし、意思表示ができる時点で「ずっと家にいたい」と言っていた。
長男／治療については、どうしていいかわからない。家で看取りたい。
長男の妻／親戚から悪く言われないためにも、入院してほしい。
弟妹／長男一家が相続するのだから、長男が責任を持って看取るべき。

ACPの実践

今までの経過と現状、予後予測を話す。また、誤嚥性肺炎が頻回になり、積極的治療を行う場合、在宅では限界があることを説明する。

長　男：次に肺炎を起こしたら入院して、それっきりってことですよね。
看護師：言い切れませんが、その可能性はあると思います。入院して肺炎を治

＊多剤耐性菌
細菌が変異し、多くの抗菌薬（抗生剤）が効かない細菌を多剤耐性菌という。1970年代以降ではMRSA（メチシリン耐性黄色ブドウ球菌）、2000年代では多剤耐性結核菌など、さまざまな耐性菌が確認されている。耐性菌による死亡者数の増加は世界的な課題であり、日本ではMRSAとフルオロキノロン耐性大腸菌による死者数は、年間およそ8000人。

療したあとのことを考えていく必要があるでしょう。

長　男：元気なときには「ずっと家にいたい」って言っていたんですよ。入院したときも泣いていたし……。

看護師：おうちにいたいと言っておられたんですね。お母さんは入退院をくり返しているので、今度肺炎を起こして入院した場合、耐性菌に配慮して抗菌薬を何種類か使う必要があります。ですから強い副作用で、つらい思いをされる可能性はあると思います。むしろ、おうちで緩和ケアをしてつらい症状を改善したり、少しでも食べてもらえるよう工夫しながら過ごしていただいたほうがお楽かもしれません。

長　男：でも治療しないというのは…。できる限りのことはしたいと思う。

妻：あとから、あの人たちに何を言われるかわかりませんしね。

長　男：……、やっても、やらなくても何かしら言うよ、あいつらは。

看護師：ところで〝できる限りのこと〟とは、何を指しておられますか。

長　男：え、そりゃ、治るものなら治療をして…。それで……（黙ってしまう）……治らないんですよね？

看護師：病院で強力な治療をすれば、肺炎で亡くなる可能性は低くなります。ただ、大変厳しい言い方で許していただきたいのですが、それで余命が伸

びるとは限りません。

妻：……もう入院をさせなくても、このまま静かに逝けるかもしれないんですよね。家で肺炎になったら、どうします？

長男：（ちょっと妻のほうに目を向ける）

看護師：お年寄りの誤嚥性肺炎は、食事を誤嚥することよりも、夜、寝ている間に、無意識のうちに雑菌が繁殖しているつばが気管に垂れ落ちて起きることがほとんどです。
ですから、お口の中を清潔にすることと、夜寝る姿勢を工夫すること、そして肺炎の予防ワクチンを打つことで最低限の予防はできます。
万が一、肺炎を起こしたときは、身体に負担をかける治療は避けて、発熱や呼吸困難を緩和しながら、過ごしていただくことになると思います。

長男：おまえ、家で看てくれるか。

妻：（……ため息をついて）仕方がないでしょう？
お義母さん、もう94歳なんですよ。貴方って人は、そんな年寄りを一人で入院させたいの？ そのかわり、貴方は今日の話し合いをちゃんとあの人たちに伝えてください。手も出さないくせに、あれこれ言われるのは本当にうんざり。

長　男：……他人の前でなんだ、やめなさい。
妻　：いいんです。いつも聴いてもらってますから、ねぇ。
看護師：（苦笑）。
長　男：わかった……。
妻　：本当にお願いしますよ。いっつも言われっぱなしなんだから。もしまた、ごちゃごちゃ言うようなら、貴方のときは施設に入ってもらいますからね。

■補足■

その後、口腔ケアを含め訪問看護の回数を増やし、療養生活を支えることになった。親戚からの横やりもあったそうだが、なんとか自宅療養を継続。便秘や微熱、脱水などに対処した。

Jさんは、最後まで好きなものを少量ずつ味わい、2ヵ月後に自宅でおだやかに逝かれた。最期の日の朝、お嫁さんに「ありがとう」と言われたそうである。

■考察■

2017年4月、日本呼吸器学会から「成人肺炎診療ガイドライン2017」

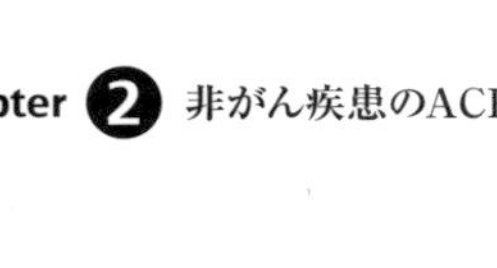

が公表されました。その中に「終末期の治さない肺炎」という新しい概念が示され、趣旨に関して多くの質問、疑問、そして非難が市民より寄せられました。

高齢者の肺炎の9割以上は「誤嚥性肺炎」です。誤嚥性肺炎は、抗生剤の投与で、いったんは良くなることが多いのですが、何度もくり返すのが特徴で、最後には抗生剤も効かなくなります。治しても治しても、くり返し起き、いつか抗生剤が効かなくなる、そのときが「終末期」とみなされます。

呼吸器学会のガイドラインをめぐる議論の本質は、「肺炎を治療するか、しないか」の二者択一ではなく、**「肺炎治療のやめどき」**にあるのです。

肺炎をくり返すようになったケースでは、治癒をめざす積極的治療が苦痛を長引かせるだけの有害なものになりかねません。医療が進化した現代のジレンマではありますが、「治療のやめどき」という決断を行うときは必ず来ます。

突然の「告知」とならないよう、治療の「やめどき」について、本人や家族との対話を何度でも納得のいくまでくり返すべきでしょう。

非がん疾患とACP

多くの高齢者はピンピンコロリを願います。しかし、ピンピンコロリとは、言葉を変えれば突然死であり、亡くなる方のうち5%の人が相当します。たとえば、入浴中の死や交通事故、心臓・脳血管障害で病院到着以前の死亡例などがここに入ります。

つまり、残る95%は「終末期」を経て、亡くなるのです。

そのパターンは、だいたい3つに分けられ、Aコースは末期がん、BとCコースは非がん疾患です。

Bコースは、臓器不全症。心不全、腎不全、肺気腫など特定の臓器が弱った病態です。このコースは入院治療が有効な時期を経て、入退院をくり返すうちにいつしか終末期に至ります。

Cコースは、老衰や認知症です。長ければ10〜15年という長期の療養期間を経て死に至ります。

A、B、Cコースの比率は、およそ1：1：1。Aコースのがんの終末期ばかりが注目されがちですが、BとCコースを合わせれば、その可能性のほうがよほど高いのです。有名人の闘病記に引きずられて「がん死」ばかりを考えていると足もとをすくわれてしまいます。

大切なことは、**「終末期は医者が決めるものではない」**ということ。医者は余命をよく間違いますから（私だけ?）。その結果、多くのケースでは、亡くなってから「あぁ、あの時が終末期だったのか。それなら、あのときに家につれて帰ってくれれば良かった、好きなものを食べさせてあげれば良かった」と後悔が残ります。

終わってからわかるのが終末期なのです。

〝終わりよければすべて良し〟なのか、〝後悔先に立たず〟なのか。医者よりもわかっているのは本人です。そのほかの人は、誰も明確に定義できません。だからこそ、事前の話し合い、ACPや本人の文書による意思表示であるリビング・ウイルが必要なのです。

展開編

Chapter 1

ACPが うまくいかないとき

ＡＣＰが大切なこともわかった。実践を試みてもいる。でも、うまくいかないときがある、いや、うまくいかないケースが多い――。なぜでしょうか。展開編では、そこを考察してみましょう。

本人がACPを受けつけない、拒否する

◇本人にとって「もしもの話」は寝耳に水

基礎編でも指摘したように、ACPの「もしもの話」は、場合によっては外科手術なみにクライエント本人や家族の心身を傷つけます。

「もしも」を想定をした準備をきり出したところ、「縁起でもない!!」「死ねというのか!!」と、ののしられた経験を持つ医療者・介護関係者は、たくさんいることでしょう。

まずは、客観的な数値や観察から、これからたどる経過がある程度想定できる医療・介護従事者とは違い、本人にとって「もしものとき」を想像すること自体が〝想定外〟であることを常に心にとめておいてください。

文字通り「寝耳に水」の話なのです。

ふだん元気に生活している人たちは、「自分の死」について想いをはせる習慣

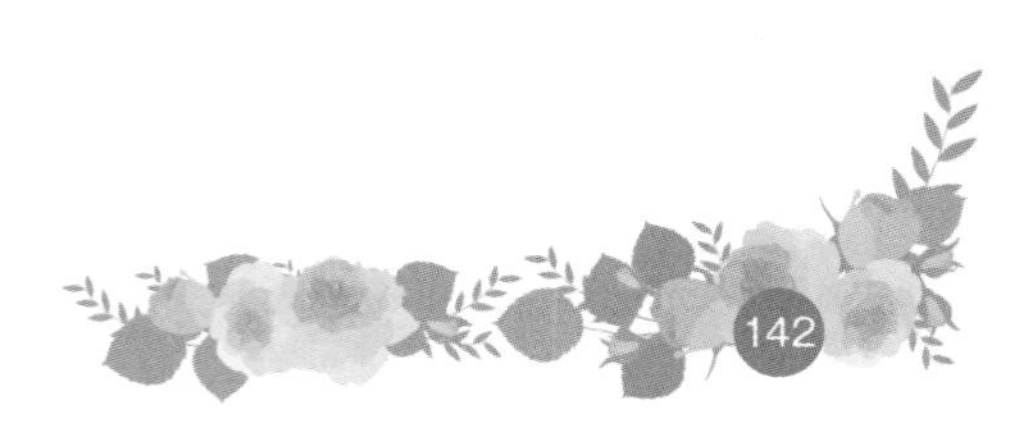

がなく、まして「死ぬときにどうなるのか、どうするのか」ということ自体を考えられません。

心の準備がまったくできていないクライエントに「じゃあ、どうしますか」と回答だけを要求することは絶対にしてはいけないことです。

◇家族は本人以上に「もしもの話」を拒否することも

それでは、代理人の立場になる家族はどうでしょうか。

欧米とは異なり日本では、家族の意向が本人の選択を大きく左右します。裏を返せば、それだけ大きな責任が家族にのしかかるということ。

「もしもの話」を頭から拒否する人がいても不思議はありません。

ある看護師は、胃ろうの是非を家族に相談したときに「俺たちを父親殺しにしたいのか」と胸ぐらをつかまれ、壁に押しつけられた経験があるそうです。

これは極端な例としても、**「自分は手を汚したくないから、先生が決めてください」「おまかせします」**という消極的な拒否を示すケースは、日常的に経験します。こうした場合は、家族には家族の痛みがあることを理解し、意思決定支援より感情の表出をうながすことが先決です。

◇ACPの拒否は許されないのか？

人間は「悪いニュース」を受け容れるまでに、否認（そんなはずはない）、怒り（なぜ、自分なんだ）、抑うつ（もうだめだ、もう何もしたくない）など、さまざまな感情の嵐に見舞われます。

なかには否認したまま、最期まで過ごす人もいるでしょう。

それは一人ひとりの個性、人生であり、最期まで対話を拒否し、医療的には意味のない治療をくり返したとしても、それはその人の「最善」なのです。

ここまでACPの効用について解説してきましたが、現状、医療者や行政、マスコミによって先走って美化された**「自分らしい死は、自分で決める」と**

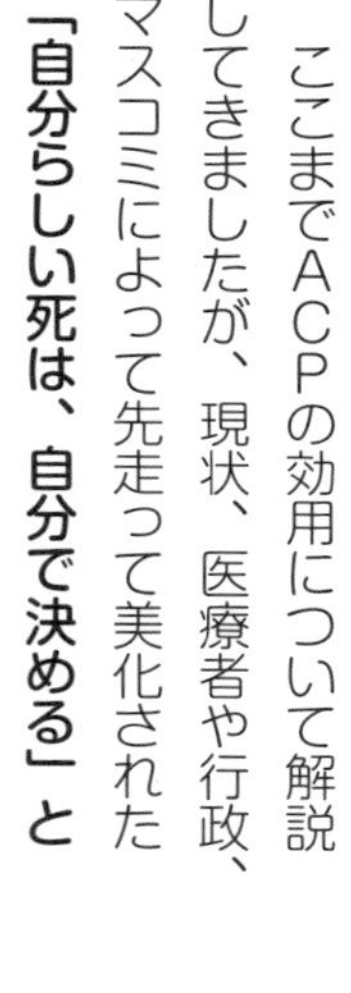

ここがポ・イ・ン・ト・！

❶「もしもの話」は本人にとって、常に「寝耳に水」である

❷日本では、意思決定において本人以上に家族の負担が大きい

❸医療者、介護者自身が腑に落ちないうちは、ACPを行わない

いう大前提が、多くの人を傷つけていることは否定しません。

安易なＡＣＰは、本人と家族の希望を奪うばかりか、医療・介護者との信頼関係を壊し、その先の療養生活やケアを破壊します。

高齢者医療、特に地域包括ケアにかかわる医療者・介護者は、①なぜＡＣＰをするのか、②医療安全や自分たちの保身のため、あるいは責任を逃れたいという意識はないのか、③本当にクライエント本人と家族のためになっているのか、を常に振り返る必要があります。

自分自身が腹の底からＡＣＰが必要だ、クライエントのためになると思えるまで、**たとえ制度上ＡＣＰが推奨されようと、診療報酬がつこうと、あえてＡＣＰをしないという選択もあるのではないでしょうか。**

医療・介護者のスキルが不足している

◇コミュニケーション力不足が害になる

ＡＣＰを受け容れる本人、家族に接した医療者・介護者のスキル不足によって

ＡＣＰが逆に害をもたらすこともあります。この場合のスキルとは、コミュニケーション力を指します。


よく日本人は、**「会話」はできるけれども「対話」は下手**といわれます。

会話と対話は、何が違うのでしょうか。

鍵は共通点がない人間同士のコミュニケーションである、ということです。

会話は、「だよね～」「そうだよね～」と、お互いの共通点を確認することからはじまります。

一方の対話は、「違う意見、違う価値観」の持ち主が、お互いを理解するためにはじめるものです。最初から「この人とは共通点はないけれど、話し合えばわかる（かもしれない）」という覚悟でのぞむほうが、うまくいきます。


ところが、同調圧力が高い日本では「共通点」があることが大前提。しかも、患者、利用者という弱い立場におかれた人は、自然に医療者やケアマネジャーに対し「忖度する」ようにしつけられています。

まして、認知機能が低下し、うまく自分の気持ちを表出できない方は、周囲の人の思うがままでしょう。

医療者・介護者は、これを肝に銘じて本音を引き出せるコミュニケーション能力と、表情や身体の動きからクライエントの感情に気づくことができる感性を身につける必要があるのです。

◇価値観の違いを尊重する

本来、物事に対する捉え方は、一人ひとりまったく違います。その捉え方は、その人個人の経験から生まれてきたものです。他人の価値観に対して、「善い」「悪い」と判断する必要はありません。

その一方で、相手を尊敬したり、むりやり賛同する必要もないのです。対話の相手を否定したり、傷つけることなく受けとめ、それによってお互いに変わっていくことが、相手を尊重する対話です。

また、**自分の信念や価値感を「正義」のように振りかざし、それ以上の対話を封じてしまうのも、よくあるコミュニケーション・トラブル**です。

ある認知症患者さんの退院支援では、こんなやりとりが聞かれました。

家　族：退院したあとは、施設入所を考えていきたいのですが…。
ケアマネ：在宅でがんばっている方は、たくさんいますよ。

お母さまを優先に考えましょう。

家　族：……（でも、もう限界なんです）

　このケアマネジャーは、「在宅で看取ることに価値がある」という思い込みがあり、家族の本音を対話で引き出す努力を怠りました。結果的に、この家族は追い詰められてしまい、主介護者だった娘さんは抑うつ状態におちいり、抗うつ薬を服用するようになってしまったのです。

　ここで家族の気持ちを引き出すことができれば、お互いの価値観を損なうことなく、たとえばデイケアやショートステイをフル活用して「自宅は外泊」状態で過ごしていただく、小規模多機能施設を利用するなど、このケースにとっての新しい**「最善」**が生まれたかもしれません。

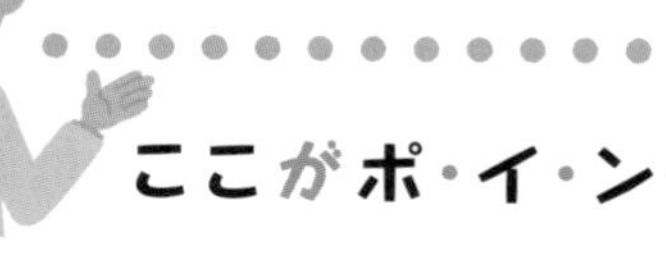

ここがポ・イ・ン・ト・!

❶ 最初から共通点はない、という覚悟で対話する

❷ 対話の鍵は、相手の価値観の尊重と意味のすりあわせ

❸ 正しい方法で行われた対話は、ACPにつながる

◇意味のすりあわせ

もう一つの鍵は、意味のすりあわせです。たとえば、食事量が減ってきたUさんに対し、「食べられなくなった」という言葉からACPをしているとしましょう。

Uさん：食べられなくなったら、死んでしまうんですよね（不安な顔）。

看護師：すぐに影響はありませんよ。点滴や経鼻栄養で栄養分を補給できますからね。胃ろうについては…（以下説明が続く）。

Uさん：……（顔をそむけ、黙り込む）

ここでは、何かがズレています。Uさんは「食べられない＝死」と思い、自分が「死の直前にいるのか」ということに不安を持ちました。しかし、看護師はそれに気づかず、医療的な処置についての話に終始しています。

結果的に「食べられない＝死」（Uさんにとっての意味）と「食べられない＝症状の一つであり処置の対象」（看護師にとっての意味）という双方の食い違いから、つらい会話を生み出してしまったのです。とくに専門用語で会話しがちな医療職は、気をつけるべきでしょう。

ここでは、「食べられない＝死」というクライエントにとっての意味を受けとめたうえで、「対話」による意味のすりあわせが必要になってきます。

ACPとオープンダイアローグ

◇開いていく対話――オープンダイアローグ

ACPに必要なのは、対話するコミュニケーション能力――対話（ダイアローグ）です。この数年、統合失調症に対する新しい治療アプローチの一つである「オープンダイアローグ」として注目を集めています。

オープンダイアローグは、1980年代に、北欧フィンランドの公立精神専門病院である「ケタプダス病院」で開発された地域精神科医療の取り組みを指す名称です。

このプログラムの特徴は、精神科医療のニーズがある人の最初のコンタクト時に精神科の医者ではなく、セラピストの資格を持った二人以上のスタッフが、本人や家族などの関係者といっしょに治療ミーティングを行う点です。

この治療プログラムでは、本人なしに治療計画やケア方針が立てられることはありません。

スタッフ限定のケア会議など、いっさいないのです。

治療ミーティングでは、**オープン・クエスチョンを多用したオープンダイアローグ（開いていく対話）**が実践されています。

一つの結論、一つの答えを求め、YES・NOで進行する対話を「閉じられた対話」だとすると、「開いていく対話（〝いく〟という進行形であることに注視してください）では、あらかじめ治療計画や仮説を立てようとせず、結論を求めることはしません。

◇複数の声が癒やしの場をつくる

オープンダイアローグにおいては、それぞれがお互いの声（言葉、身体言語、表情）を聴き、それぞれが独自のやり方（言葉、身体言語、うなる、など）で気持ちや考えを表出することで、別の視点に立ったり、自分自身を振り返ったりしながら、お互いへの理解を深めることになります。

くり返される対話を通して、メンバー間で感情が調律されることで、お互いに対する愛情と尊重が生まれ、共有されるようになります。

複数のメロディラインが重なり合って、一つのハーモニーをつくるようなイメージです。たくさんの旋律（声）が重なり合ってこそ、オープンダイアローグは癒やしの意味を持つのです。

精神疾患という病の中で一人たたずむ患者にとって、家族―社会―癒やし手という自分の応援団＝ネットワークを修復し、信頼で包まれることが最も必要なことであることは簡単に想像がつくでしょう。

しかも、その信頼は、一方通行ではありません。

ここで生み出された〝何かしら〟（合意に至らないこともあります）には、すべてのメンバーの言葉が盛り込まれています。**〝何かしら〟の中の一人として、**

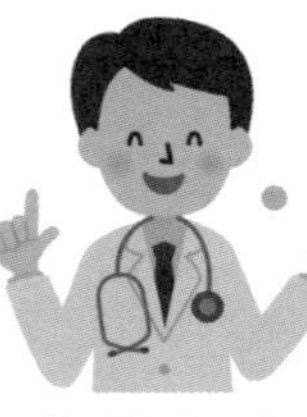

ここがポ・イ・ン・ト・！

❶ 対話の中で感情の調整が行われ、互いの愛情と信頼を分かち合える

❷ 開かれた対話は、癒やしの効果がある

❸ オープンダイアローグは、エンドオブライフ・ケアに通じる

クライエントの「笑顔」というアウトカムが得られる喜びは、医療者・介護者のモチベーションや感情の安定にもつながります。

◇クライエントを死に向き合っている人に読みかえる

ここで精神疾患を患っているクライエントを「死に向き合っている人」と読みかえてみましょう。

死へと向かうプロセスもまた、誰もいない場所に一人たたずむ体験です。その危機に際して、家族と多職種が集まって開かれるケア会議は、本人のネットワーク（人間関係、応援団）を修復・再生する動きであり、本人の同席のもとで治療行為が決定されるプロセスは、ネットワークの強化へとつながります。

この一連の流れは、スピリチュアルケアそのものであり、エンドオブライフ・ケアに通じるものがあるのではないでしょうか。

医療・介護チームもまた、多声のうちの一つになることで、死を前に感じずにはいられない無力感や喪失感に襲われるリスクを減らすことができるでしょう。

オープンダイアローグは、まさに愛を主体としたエンドオブライフ・ケアなのです。

リフレクティングというテクニック

オープンダイアローグの対話の中で、専門家はテーマに関連した質問をするか、他のスタッフと感想を語り合います。このテクニックをリフレクティングと呼びます。
スタッフたちが本人、家族を一方的に観察するのではなく、家族にも医療者・介護チームを観察する機会を与えるのです。たとえていうなら「自分の目の前で自分の噂話をされる」体験、といったところでしょうか。

人は「あなたはがんばっている」と直接言われるより、「あなたはよくがんばっていると、○○さんが言っていたよ」と間接的に言われるほうがずっと嬉しいものです。本人を目の前にした遠慮やお世辞がないので、信じられるわけです。

リフレクティングも、これと同じことで「ちょっとここで、スタッフミーティングをしてもいいですか?」と断ったうえで、「Aさんは、今こう言ったけど君はどう思う?」「僕は、Aさんは奥さんのことをとても大事にしているんだなぁと思ったよ」というやりとりを聴いてもらうのです。
こうしたリフレクティング（映し返し）は、当事者に安心観をもたらし、異なる視点で意見を交換し続ける場をつくっていきます。

エンディング・ダイアローグ・オブ・メディシンの時代

◇〝浦河べてるの家〟とオープンダイアローグ

〝浦河べてるの家〟を知っていますか？

１９８４年に、北海道浦河町で設立された精神障害当事者の生活共同体であり、〝当事者〟が福祉法人の理事長、常務理事、施設長などをつとめるユニークなコミュニティです。

〝べてる〟はまた、ケアの共同体であり、職場でもあります。毎年行われる「べてるまつり」では、「幻覚&妄想大賞」などの企画があり、「当事者研究／患者本人が自分の症状や病気についてオリジナルの名前をつけ、研究して発表すること」も有名です。

たとえば、頭の中の声は「幻聴さん」、ぐるぐるループするネガティブな考えは「お客さん」。幻聴さんを否定したり、嫌ったりするのではなく、「幻聴さん、幻聴さん、もうお帰りください」と、ていねいに尊重していたら、いやな幻聴が減ったという報告もあります。

◇「三度の飯よりミーティング」「自分自身で、ともに」

〝べてる〟の特徴は、何より「三度の飯よりミーティング」という、その理念に象徴されています。

前述の当事者研究は、日常生活の「困りごと」を研究テーマとし、統合失調症をかかえる人たちが仲間と一緒に行う対話をベースに試行錯誤を重ね、その成果を暮らしの中に活かそうという自助活動としてはじまりました。

〝べてる〟の「当事者研究」は、統合失調症や薬物依存症などをかかえるメンバーが持つ〝生きづらさ〟の意味や背景を一緒に考え、心を閉じた暮らし方を強いられてきた人たちが「自分自身で」「ともに考える」プロセスを通じて、暮らしの自律性をとり戻す哲学であり、それを具体化した活動なのです。

◇伝統的な精神医療と終末期医療の共通点

伝統的な精神医療では、統合失調症などを持つ人たちの語りを「過剰に刺激しない」という治療観のもとで、無視あるいは回避するために過剰にケアをしてきた歴史があります。これまでの終末期医療に通じると思いませんか?

これまで良心的な医療者は、患者の終末期に際して「医学的な判断ができるわけがないのだから」「可哀想だから」と、一人の人間の「苦悩し、自分自身で考え、その結果を引き受ける権利」を奪ってきました。

なぜでしょうか。答えは、医者自身が「死の不確実性」を怖がっているから。


そこでは医療者も介護者も「弱い一人の人間」でしかありません。

なにせ「治せない医療者」なのです。本人の身体は楽になりたがっているのに、「死んではいけない!」だなんて、下手をしたら、よけい苦しめてしまいます。

むしろ看護師のほうが手当てをできる分、ポジティブです。

実は、そこも精神医療との共通点です。つらい時期のまっただ中で生活する身体に手当てをしてきた看護師や介護者のほうが、よほどクライエントに近い存在なのです。

◇「対話の場」にむき出しの自分で立つ決意

これまで「病・死」は、病院の中に隠され、管理されてきました。自発的な意思表明を掲げるLW、ADは、その時代へのアンチテーゼ(反対意見)です。

ACPもまた、その時代の影を引きずっていることは否定できません。

しかし、**これからは「老・病・死」が生活の場に帰ってくる時代です。**適切な処置もミスも、すべてが患者さん、クライエント本人や家族の目の前にオープンになるのです。

高齢者医療・終末期医療にたずさわる医療者・介護者は、「在宅」「居宅」という、その人の主観的な世界の中にいっとき棲まわせてもらい、その不安定で不確実なことだらけの「対話の場」にがんばってい続けることが期待されます。

つまり、**教科書的なACPのような意思決定支援や合意の形成、共有**

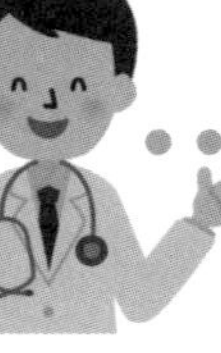

ここがポ・イ・ン・ト・!

❶「三度の飯よりミーティング」「自分自身で、ともに」を理念に

❷自分自身で考え、対話する人になろう!

❸21世紀はEDMの時代

が目的ではなく、医療者・介護者も専門性や常識という武装をわきにおき、「自分自身で考える人」として、「ともに考える」というプロセスで声を出す決意が求められるのです。

科学的根拠（エビデンス）の陰に隠れたり、表面的な意思決定支援に逃げることだけは、絶対に避けてほしいと思います。

生活の中に「病院」が引っ越してくるような事態になりかねません。

これからの高齢者医療において、真に必要とされるのは、当事者どうしの開かれていく対話に基づいた医療**「エンディング・ダイアローグ・オブ・メディシン／EDM」**なのだと思います。

対話を通じて「患者」「クライエント」だった人が「当事者」となり、当事者としての声を取り戻していくことが本当の意味での意思決定支援になるのです。

21世紀の日本はEDMの時代――。

そう宣言して、この本を終えたいと思います。

ついたら（?）認知症になっていて、そこで初めて「しっかり自己主張してね」と言われても、そもそも無理な注文です。

ここで力を発揮するのがEDMです。そもそもEDMは、「対話に参加した全員で本人を支える」ことがゴールです（結論ではありません）。これは日本人が尊ぶ「和の心」そのものではないでしょうか。

本人の「家族や介護者に迷惑をかけたくない」という言葉も、「できるなら家で死にたい」という言葉も、どちらも本人の意思であることに変わりはありません。ご家族の「自宅で介護と看取りはできない」も、「本当は望みをかなえてあげたい」という言葉もまた本心でしょう。

この相矛盾する感情の表出を促し、どちらも否定することなく「和の心」で支えることができるのは、訪問看護師とケアマネジャーなのです。

日本型EDMは「和の心」

そもそも、日本は自己決定という文化がない国です。それどころか「自己」という概念もあやふやな国です。

たとえば大阪弁では、相手（you）をさして「自分（I）」とか、怒ったときには「おのれ！（I）」と言いますが、考えてみれば不思議です。I と You を区別せず、一体となった珍しい言葉を使っている民族、それが日本人なのです。

また、人生の最終章の医療という極めて重要なことに関することでも、自分で決めるという国民は 0.1％から、せいぜい1％にすぎません。家族と一体となる、もしくは家族が重要な意思決定を代理するという文化なのです。

なにしろ聖徳太子さんの「和をもって貴し」と、自己主張を美徳としない空気が、いまも根強く残っているのが日本社会といえるでしょう。

自己主張を柱とした欧米型のACPを翻訳導入しても、うまくいかない理由がここにあります。気がついたら 80 歳を過ぎ、気が

ケアマネの皆さまへ

現在、日本人のおよそ8割は、病院のベッド上で亡くなっています。残る2割のうち1割弱は自宅で、残りは社会福祉施設で看取りが行われています。とくに慢性心不全や脳卒中など「非がん疾患」の高齢者は、最期をどこで過ごしたいかという気持ちを表明するチャンスがないままに、病院死を迎えているのが現実です。

本人の意思があいまいな場合は、家族の意向が優先され、たとえ本人が「最期まで家で」と希望していても、家族の一言であっさりひっくり返されてしまうことも珍しくはありません。

ケアマネジャーも家族のほうばかりを向いて、それに加担しています。それどころか、ケアマネジャーの「入院したほうが安心ですよ」といった安易な一言で迷いが出て、結果的に病院死というケースは少なくないのです。

だからこそ、あえて苦言を呈したいのです。

「最期まで住み慣れた家で、自分らしい生活環境で生きて死にたい」という希望に正面から向き合わない（向き合えない）ケアマネジャーは、本当に必要なのでしょうか。つき合いのある事業者の手配はできても、利用者の利益を守るという最低限の職業倫理すら守れないケアマネジャーは、それこそ人工知能に淘汰（とうた）されても仕方がありません。

これからのケアマネジャーに必要な資質とは、住み慣れた地域の社会資源を使い、「がんばって生きてきた一生を、最善の完結でしめくくる」ために手をつくす「看取り力」です。

なかでもEDMを支えるコミュニケーション能力は、ケアマネジャーに必須の能力です。いやしくもケアマネジャーを名乗るからにはEDMの担い手としての意識を持ち、社会貢献をしていく気概を持ち続けることを期待しています。

長尾　和宏

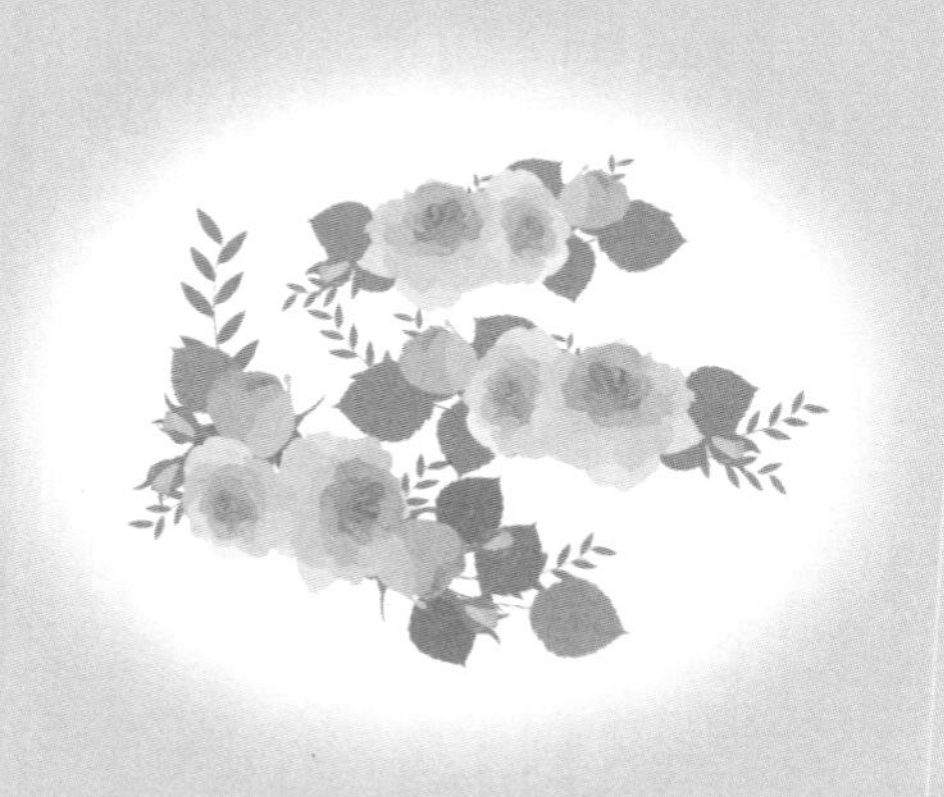

参考図書

●市橋亮一、荒木篤、若林英樹
『がん患者のケアマネジメント――在宅ターミナルをささえる 7 つのフェーズ・21 の実践』中央法規出版 2015

●西川満則、長江弘子、横江由理子
『本人の意思を尊重する意思決定支援――事例で学ぶアドバンス・ケア・プランニング』南山堂 2016

●平原佐斗司
『在宅医療の技とこころ――チャレンジ！非がん疾患の緩和ケア』南山堂 2011

●長尾和宏
『胃ろうという選択、しない選択――「平穏死」から考える胃ろうの功と罪』セブン&アイ出版 2012

●斎藤環
『オープンダイアローグとは何か』医学書院 2015

●浦河べてるの家
『べてるの家の「当事者研究」』医学書院 2005

●治療：特集『多角的に考えるアドバンス・ケア・プランニング』2011、99(6)

●看護：特集『地域緩和ケアネットワーク』2017、69(8)

●精神療法：特集『オープンダイアローグ』2017、43(3)

長尾 和宏（ながお・かずひろ）
医学博士。医療法人社団裕和会理事長、長尾クリニック院長。

1958 年香川県生まれ。
1984 年東京医科大学卒業後、大阪大学第二内科に入局。
1995 年に兵庫県尼崎市に長尾クリニックを開業。

一般社団法人 日本尊厳死協会副理事長・関西支部長
日本慢性期医療協会理事、日本ホスピス在宅ケア研究会理事
日本在宅医療連合学会評議員
全国在宅療養支援診療所連絡会世話人
一般社団法人エンドオブライフ・ケア協会理事
一般社団法人 抗認知症薬の適量処方を実現する会代表理事
関西国際大学客員教授

●おもな著書
『平穏死・10 の条件』『痛い在宅医』『痛くない死に方』
『薬のやめどき』『抗がん剤 10 のやめどき』（ブックマン社）
『胃ろうという選択、しない選択』（セブン&アイ出版）
『平穏死という親孝行』（アーススターエンターテイメント）
『がんの花道』（小学館）
『家族が選んだ平穏死』（祥伝社）
『医療否定本に殺されないための 48 の真実』（扶桑社）
などロングセラー書籍多数

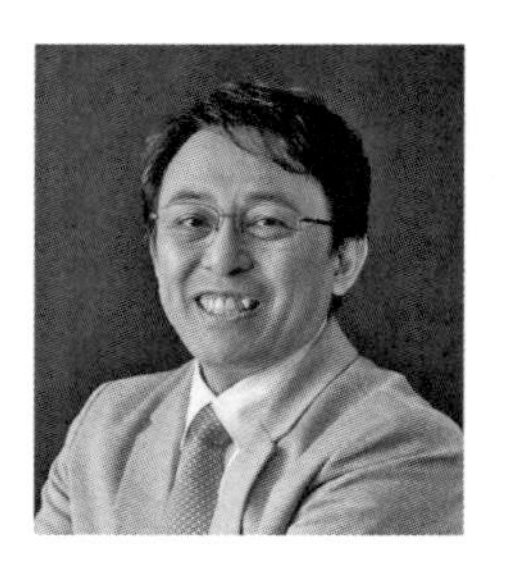

長尾クリニック

〒660-0881　兵庫県尼崎市昭和通7-242
TEL：06-6412-9090（代表）
FAX：06-6412-9393

訪問看護師とケアマネジャーのための
アドバンス・ケア・プランニング入門

2020年 4月15日　初版第1刷発行

著　者　長尾和宏

発行者　市川玲子

発行所　有限会社 健康と良い友だち社
〒141-0032　東京都品川区大崎 4-3-1
電話 03-5437-1055　FAX 03-5437-1056
http://www.k-yoitomo.co.jp/

デザイン　居村世紀男
印刷所　株式会社サンライズ

ISBN978-4-902475-09-8